JN121342

PDCA の展開図でわかる
「個」から「地域」へ広げる保健師活動
改訂版

編著　守田　孝恵

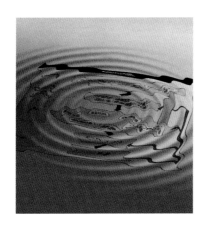

クオリティケア

改訂版の発刊にあたって

　本書の初版の発刊が 2013 年 3 月でした。その後，4 月 19 日に「地域における保健師の保健活動指針」が改定されました。保健師の保健活動の基本的な方向性として 10 項目が提示され，その一番はじめの項目が「地域診断に基づく PDCA サイクルの実施」です。二番目の項目は，「個別課題から地域課題への視点」です。これらは，まさに，本書で示す展開図の要素です。保健師は日常業務の中で，地域の健康の問題を発見し，地域診断を行い地域保健活動の PDCA サイクルを回しています。その PDCA サイクルのプロセスは，個別の健康課題を地域全体の課題として束ねてみていく視点に基づいています。本書は，保健師が毎日，あたりまえに見ていることや行っていることを PDCA サイクルに位置づけて，保健師活動指針に沿った意味づけを可能にするツールです。

　また，この展開図は，PDCA サイクルを追うプロセスの中に，3 事例を包含しており，この点は他のツールにない特徴的な点であると気づきました。この 3 事例にしっかりと向き合うことができると，地域に必要なことが浮き彫りになってきますし，保健師の中に，「何とかしなければ」という活力が湧いてきます。その活力こそが，地域活動を展開する原動力であると，保健師現任教育に関わる中で実感いたしました。

　発刊から本日までに，この本をお読みくださった皆様から，多くの感想や評価を頂きました。展開図を活用シートにアレンジして研修シートとして活用下さっている自治体や，保健師基礎教育において応用し活用して下さっている大学の実際もお聞きしております。

　このような背景を踏まえて，この改訂版では，保健師活動の展開図を，PDCA サイクルとして明確に表示しました。また，初版では不明瞭であった部分について加筆修正をしました。そして，基礎教育における応用例をお示しするといった改訂を行いました。

　見えづらいと言われる保健師活動の可視化を促す実践的なツールとして，また保健師活動を学ぶ学生の理解を助ける教育的ツールとして，本書をご活用頂けますと幸いです。

2019 年 1 月
守田孝恵

発刊にあたって

　筆者が保健師になった動機は，学生の時の実習にある。当時の科目名が「公衆衛生看護学実習」だったのかよく覚えていない。しかし，学生である私は保健師の動きに感動し，目の前で，「地域の力」が見えたのである。心底，「おもしろい」と思った。保健師活動に魅力を感じた。

　私は，東京都内の保健所で実習をさせてもらった。新聞の第一面を騒がせた感染症が発生したこともあり，保健所の危機管理の実践に身を置くことができた。学生の私たちは，遠目で所内の動きを見ていただけではあるが，その状況は今でも記憶として鮮明に残っている。

　当時の私の実習指導者であった保健師の主査は，所長，課長と協議を重ね，保健師に指示を出していた。「大変ですね」と声をかける他の部署の職員に対して，主査は「こんなに忙しいのにちっとも痩せないのよ」と応えていた。こんな会話もはっきりと覚えている。緊迫した状況にもかかわらず，逆に周囲を気遣う，保健師の懐の深さに私は感動を覚えた。

　寛大な指導体制の中で，私たちは，自由に家庭訪問を重ねた。もちろん，健康教育や三歳児健康診査なども見学実習を行った。三歳児健康診査で「爪かみ」を主訴に心理相談を受けている母子がいた。そのフォローの家庭訪問をさせてもらった。家庭訪問先の家は，平屋で，庭に面した縁側から家に上がる住居であった。母親は内職の手を止めずに学生の私に声をかけ，そのそばで三歳児の女児がひとり遊びをしていた。私は，教科書の記述どおりの母子の状況に直面し，動揺した。このようなケースはどうしたら良いのか・・・，と考えた。社会資源の資料から近所の児童館の遊びの教室を見つけた。勇気を振り絞って見学に行き，職員にケースの状況を話して利用の可否を聞いた。その職員は，利用可能であることをとても優しく答えてくれた。有難かった。できるものなら今からでもお会いしてお礼が言いたいと思っている。

　一方，もうひとつのケースにも家庭訪問に行った。三歳児健診で「ことばが出ない」という主訴で相談を受けたケースであった。2階への階段を上がった所に，ベビーベッドの枠を利用したサークルがあり，その中に子どもがいた。おもちゃがいっぱい入れられていて，大きな瞳で私に何かを訴えるように見つめていた。

　前者の「爪かみ」のケースの母子が児童館に見学参加する日，私は児童館の門で待ち合わせをした。児童館を気に入ってくれるかどうかとドキドキして待っていると，向こうの方から，母子二組がやってきた。一瞬，私は混乱した。しかしすぐに，もう一組の母子が「言葉のおくれ」のケースであることがわかった。母親同士が友達だったのである。「爪かみ」のケースの親が誘ったとのことだった。後者のケースの親の方が心配は深刻で，児童館の遊びの教室の利用を望んでいたのであった。保健師学生としての力量不足が恥ずかしい。

　二組の親子を見て，私は，「地域の力」を強烈に感じた。保健師学生の判断が怪しくても，住民が力を発揮して健康に向かって行動を起こしたのである。「保健師がしてあげる」という感覚を完全に払拭された。住民同士のつながりの意味を考える時，いつもこの経験を振り返る。私の保健師活動の原点である。

この「地域の力」に関わっていける保健師活動に，私は魅せられた。これが，私が保健師になった理由である。その後，地域精神保健活動や難病対策事業に関わる中で「地域の力」を発見して施策に繋げる保健師活動を，積み重ねることができた。

　今回，「個」から「地域」に広がる保健師活動について，「展開図」を使用して可視化することを試みた。保健師活動の実際を言語化し，「展開図」にあてはめてダイナミックに地域に広がる活動を説明したかった。保健師活動に接することが初めての学生にも理解できるような平易な表現に心掛けた。また，現任保健師が自信をもって自らの仕事を進められるように，保健師の動きに説明を入れた。保健師の日常業務を「展開図」で意味づけることによって，保健師活動の魅力を実感し，誇りをもって保健師が活動できれば幸いである。

2012.8.13　研究室にて記す

守田孝恵

表紙図のイメージ

　保健師活動は，住民の力を引き出していく活動なので，「見えづらい」とか「よくわからない」と言われます。そのような保健師活動を水の中に入れて見るイメージに重ねました。水面が少しゆれて，ぼんやりとしていたものが，この展開図を使用すると，くっきりと浮かび上がって見えてくる…という意味合いを表現しています。

第2章　具体的な活動事例から捉える保健師の「技」(技術)　33

第3章　家庭訪問─精神障害者の家庭訪問から生活支援事業への推進─　39

第 5 章　健康教育―生活習慣病予防教室から地域の健康づくり計画参画への展開―　69

第6章　健康相談─精神通院医療申請窓口の対応から精神障害者の地域生活支援への展開─ 85

第7章　健康相談─特定疾患患者の相談から地域の健康危機管理体制への展開 101

第8章　健康診査―3歳児健診から障害児の生活しやすい地域づくりへの展開―　111

第9章　グループ育成―病院保健師の病室訪問からNICUママ友づくりへの展開―　127

第10章　グループ育成・地域組織への支援─将来構想会議の発言から健康づくり推進グループ結成への展開　139

第 11 章	地区組織への支援──保健推進員がかかわる健康相談から 高齢者の健康・生きがいづくりへの展開	157

第 12 章	連携・調整──介護支援専門員との連絡から地域の 介護支援ネットワーク構築への展開──	175

資料　保健師基礎教育における「PDCAの展開図」の活用　193

健康教育演習配布資料1（健康教育の目的・目標・方法）

健康教育演習配布資料2（健康教育演習10テーマ）

健康教育計画書作成例①

健康教育計画書作成例②

健康教育計画書作成例③

健康教育演習　1演習の目的　2学習目標　3グループ演習の方法

表紙デザイン　針谷由子

「PDCA の展開図」
で示す保健師活動の理論と実践

―「個」から「地域」へ広げる保健師活動―

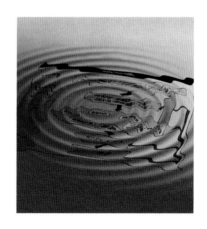

1 保健師活動の理論と実践

　　保健師教育では，看護師助産師保健師教育指定規則の変更によって，保健師教育カリキュラムの見直しが行われ，これまで以上に保健師活動の実践力を培う教育内容が求められている。保健師活動は，「個」を大切にして丁寧に対応しながら，「地域」を対象とした活動として展開する独自の方法論を持つ。しかし，この「個」から「地域」へ，対象を広げて展開する保健師活動の特徴について，保健師教育で使用する，いわゆる教科書では，抽象的，理念的な表現に留まっている。そのため地域看護学担当教員自らの現場体験や事例等から資料を作成し学生に提示しながら教育を進めているのが現状である。保健師活動は多面的，重層的な活動であるため，事例レベルの具体性をもって説明して，学生に理解されるものであると経験的に感じている。

　　筆者は，保健師教育に携わる中で，学生に保健師活動を説明するツールとして，長年，本書の「PDCA の展開図」を使用してきた。講義では，この図を用いて保健師活動を説明し，実習では経験する場面の位置付けを確認させてきた。保健師の現任教育の場においても，保健師の日常業務と地域保健活動の関係をこの図を用いて明確にすることを重視してきた。保健師の日常業務を論理的に組み立ててダイナミックな保健師活動として展開している保健師活動を保健師自身が認識できるようにこの図を活用してきた。保健師活動を見た事がなく，イメージできない学生にも，地域看護学の実践事例を理論的に理解させることができた。また，基礎教育と現任教育で使用し続け，対象者である学生や現任保健師のこの図に対する疑問や意見をフィードバックして「PDCA の展開図」の修正を重ねた。約 17 年の年月を経て完成したものである。

　　一方，我が国の保健師活動は，厚生労働省の地域保健推進事業をはじめとする報告書を中心として理論的解説が提示され，現任の保健師間で共有されている。現場の活動を事例的に分析した中から，「地区活動」や「地域診断」という保健師活動の基盤となる概念が改めて整理され，これまでの経験知は理論として集積されつつある。ようやく保健師は自らの活動を表現する共通言語を得たように筆者は感じている。しかし，これらの実践を可能にする，つまり保健師の実践能力を獲得するための習得方法は未だ確立されていないのが現状である。

　　保健師の実践能力を獲得するには，保健師活動の理論と実践場面のすり合わせが必要である。学生が保健師活動の理論を捉え，具体的な活動事例をあてはめて理解できるように理論と実践を対応させながら教授することが重要である。また，保健師現任教育では，保健師活動を論理的に説明す

る技術の習得が求められている。そのためには，日常業務である保健師活動を理論の枠に落とし込む「すり合わせ」作業が必要である。本書のPDCAの展開図は，この「すり合わせ」作業を行うためのツールである。

　本書は，PDCA の展開図を用いて活動事例を説明し，「個」から「地域」に広げる保健師の活動のプロセスを具体的かつ明確に解説することをねらいとしている。

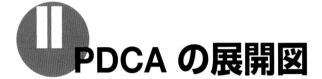

Ⅱ PDCA の展開図

■ PDCA の展開図とは

　「PDCA の展開図」は，「個」から「地域」へ連動した活動の理論を示している。「地域」を対象とした活動の，実態把握，地域診断，活動計画，実践，評価の PDCA サイクルを示したものである。保健師の日常業務で関わる住民を「個」，地域組織やグループの人々を「集団」として位置付け，「地域」を対象として展開される地域の保健師活動の全体をプロセスとして表す図である（図 1）。

　「PDCA の展開図」は，保健師活動の理論と実践のすり合わせのツールであり，学生保健師活動の全体像を理解することを助ける。また，現任の保健師はこの図を用いて自らの保健師活動を整理し，理論的に説明するツールとして，日常的に使用できるものである。

■ PDCA サイクルを追う

　PDCA サイクルは，実態把握から，地域診断，活動計画，実施評価への流れが連続していることを意味している。サイクルなので，クルクルと何回も回っている。しかし，現場の保健師の活動のプロセスは，「実態把握」をスタート地点として始動している訳ではない。保健師活動は毎日，日常業務という「実践」の部分のくり返し・積み重ねで複数の PDCA サイクルが同時に回っている。日常業務の中に，PDCA サイクルは地域の健康課題の数だけ回っているということになる。このサイクルを見逃がさないようにこの図で追っていく。この PDCA の展開図でプロセスを追う場合は，「問題発見の実践」の部分をスタート地点としてサイクルを回していくと，より現場的な解釈を可能にする。保健師の実践の中から，地域の実態把握を実施している保健師活動の特徴を強調できるのである。保健師日常業務の場面（Do）に目線をおいてここをスタート地点とし，業務の中で問題発見していることを押さえる。そこを「問題発見の実践」とし，図 1 のオレンジの矢

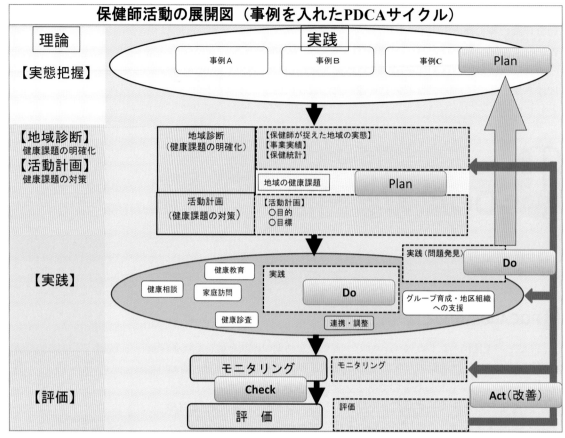

図1　保健師活動の展開図

印に沿って実態把握へつなげ，地域保健師活動の展開を追っていくと，このサイクルに乗せることができる。Do から回す PDCA サイクルと考えれば，現場の活動へのすり合わせが容易となる。

　本書の活動事例は，「問題発見の実践」を活動方法別に示した。「家庭訪問」「健康教育」「健康診査」「健康相談」「地域組織活動」「グループ支援」を実践としてそこから地域保健師活動へ展開させた事例を取り上げた。

保健師活動を意味づける

　保健師は，保健事業や家庭訪問などから，地域住民の「個」の健康課題に丁寧に対応している。その中で，共通する問題や課題をもつ複数の事例を並べてその実態を把握していく。この時点で，保健師は地域の健康課題の「見立て」を行っている。そして，地域の共通課題を明確にしていくために保健師が日常的に捉えている地域の状況を重ね合わせ，その科学的な根拠として何が必要なのかを保健師は考えている。その判断の根拠として使える有効な事業実績と地域の保健統計を組み合わせて地域課題の「見立て」の精度を上げ，最終的な地域課題を明確にする「地域診断」を行っている。

　保健師が行う地域診断は，2つの内容を含んでいる。ひとつは，保健師が捉えた「見立て」を「地域の課題」として客観的に明確にすることと，もう

ひとつは，その課題を解決または予防するための活動の可能性を「地域の力」から判断することである。保健師活動では，この2つの「地域診断」を同時に絡み合わせて進めていることが多い。

　このような「個」と「地域」の関係を明確にし，PDCAサイクルを追って保健師活動を説明するのがこの図の役割である。現場の活動と理論とをすり合わせ保健師活動の意味づけを可能にしていくツールである。保健師活動の展開については，「PDCAの展開図」に沿ってp14からⅥ項で述べる。

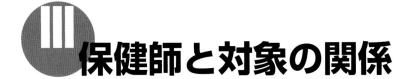

Ⅲ 保健師と対象の関係

■「個」「集団」「地域」の関係

　保健師の活動は，全て住民の健康のためにある。保健師と住民との接点である住民対応の場面は，保健師の所属している機関や部署によってさまざまな事業や窓口にみられる。保健師が所属する市町村保健センターや地域包括支援センター，保健所などその組織の目的や役割は異なるが，どの部署においても，対象となる住民の存在を中心に置き，対象が生活する地域を健康の側面からみている。

　例えば，難病対策事業を展開する場合，保健師はその保健所管内の難病患者が地域の中でより健康レベルの高い療養生活を可能にする対策を，システマティックに考えている。保健師は，その事業の対象となる地域住民を頭の中に描いて事業企画を行っている。難病事業の参加者の中には車椅子利用の住民もおり，介護者同伴の参加も考えられる。車椅子のスペースや同伴者の椅子などの準備，トイレ利用のこと，行きかえりの交通手段など，対象の具体的な状況をイメージし，リスク管理なども含めて事業準備を進める。難病患者の状況を描けるのは，病状や病態を看護学として学んだからである。

　事業の参加者は「個」であるが，保健事業は，その「個」の集合体である「集団」を対象とすることになる。多くの保健事業は，その「集団」を構成する「個」を把握しつつ，参加者同士がどのような関係性をもっているのか，「個」と「個」の関係性の集合体である「集団」を対象として捉える。さらに，事業の参加者としての「集団」の状況をみることから，地域の中にはこのような人々が他にもいる…，と考えて地域に広げていく。このような対象把握の視点が保健師の特徴的な対象の捉え方である。

　PDCAの展開図で示す実態把握の3事例は，「個」である。事業参加者やグループ，保健推進員などの地域組織は「集団」である。保健師活動の対象

として「集団」を見た場合は，必ずしも「個」が発展したものではない。また「個」から「地域」へ広げるため必ずしも「集団」を通過するとは限らない。

地域看護学の理論では，「個」・「集団」・「地域」という順序性で説明されるが，実践現場では，「個」または「小集団組織」・「地域」と表現した方が現実的だと考える。保健師活動では「集団」の力を重要視している。それは，個人と個人，組織と組織の間に生じる共感や「あの人（組織）が頑張っているから私（うち）も頑張る」という集団心理や集団学力に基づく方法論を持ち，確かな成果を確認してきた手法である。しかし，ここで言う「個」と「地域」の関係の間に位置するものではないと筆者は整理している。「個」は「地域」の中にあるもので「個」には，必ず「地域の環境」がある。つまり，保健師が，対象を捉える場合は「個」と「地域」をセットで見ていると言える（p29 参照）。したがって，展開図では事例 A，事例 B，事例 C とし，個人，小集団組織，関係機関を「事例」として位置付けた。

対象を理解しイメージを描く

保健師が描く対象のイメージは，その保健師の経験や他の保健師の経験を集積し統合して作られていく。しかし，経験だけで対象のイメージを描くのではない。異なる対象者について，共通点や類似点，また，特異な点を，身体的，社会的，心理的側面から捉える保健師の分析力によってイメージが描き出されていく。その分析能力が保健師の専門性の精度を左右すると言っても過言ではない。保健師活動で出会った住民像が，「個」をイメージする素材となる。保健師が地域住民に育てられるという意味はこのあたりにあり，保健師の経験知は，このような分析力を基盤に獲得したものである。

契約の存在しない関係

看護において，対象者である患者と看護者とは，多くの場合，関わりの契約が成立している関係である。入院患者は入院申込書を記入し入院費を支払う。これは，患者が「病院の看護を受けます」という意思表示をするもので，患者の主体性が存在する。訪問看護ステーションでも同様の手段が用いられている。ところが，行政の保健師が対象者である地域住民に関わる場合，その対象者と契約を結ぶことはない。地域の保健師活動は，日本国憲法第 25 条の生存権を使命とする公衆衛生活動であるため，個々の契約を必要としない。これは，他の領域の看護と異なる特徴的な対象との関係性である。保健師にとっての対象との関係は，保健師の能力の根幹を形成する重要な要素である。

対象との信頼関係構築の重み

契約のない関係性の中で，保健師には，対象の主体的な行動を引き出す役割がある。これは，非常に高いレベルの対人関係の上で行われる関わりである。つまり，契約をかわさないが，契約と同レベルの対象との関係性を，保健師は自ら構築しなければならないのである。保健師は，自分自身

【日本国憲法第二十五条】
　すべて国民は，健康で文化的な最低限度の生活を営む権利を有する。
　国は，すべての生活部面について，社会福祉，社会保障及び公衆衛生の向上及び増進に努めなければならない。

を対象に受け入れてもらうための関わり方を対象ごとに判断し，対象の反応を見て関わり方を微調整しながら関係性を築いていく。時には保健師に対して拒否的な態度を示す対象も存在する。その場合は，「拒否」を「受容」に変えていける技術が必要となる。このような看護技術の具体的な方法は，対象との会話であり，表情であり，態度である。看護基礎教育では，対象の理解のためのコミュニケーション技術を，理論と実践から学問として学ぶ。基礎看護学の応用が地域看護のこの部分にある。保健師がその対象を理解しようとしていることが相手に伝わり，対象も保健師を受け止め理解する。この関係性の構築が，対象の行動変容への関わりの出発点となる。

　対象との信頼関係の構築を経て，健康課題の解決に向けたアセスメントや解決のための方法を対象者自身が考え，行動するプロセスへと導いていくのが保健師の役割である。保健師の実践能力にはこのような非常に高度な看護技術が含まれているのである。

対象の生活の場で展開する

　家庭訪問は，生活空間に身を置いて対象を理解する点で，保健師の活動方法として最も有効な手法である。保健事業の参加者から実態把握を行う場合でも，その対象者を家庭訪問してみるとよりその人が鮮明に見えてくることが多い。対象者が事業に参加しているときの姿とは異なった側面を見せたり意外な事を語ることがあり，保健師はそのような住民の語りや姿から地域の実態を注意深く見ていく。

　人々が生活している自宅では，その人の家族や近所付き合い，習慣などを垣間見ることが可能である。たとえば，家庭訪問でとおされた居間には，家族の写真が飾られていたり，仕事着がハンガーにかかっていたりする。また，隣人が訪ね，電話がかかるなど，対象の日常生活の空間があり，保健師はそこに身をおくことができる。

　対象者にとって自宅は，リラックスして自ら語ることを最大限に促し引き出す環境である。保健師が対象の生活を肌で感じ，捉えた情報を分析的に把握することによって，対象の真の理解へ近づいていける。

対象を丁寧にみる

　保健師は「個」を丁寧にみている。人の生活の現場で起きている事象に細やかに対応する。一方で，地域保健施策を推進するダイナミックな活動も展開する。保健事業の対象が「集団」である場合も，「地域」を対象とした地域施策に関わる場合であっても，保健師の活動の対象は地域住民である。「個」への関わりが保健師活動の原点である。

　本書の ABC の事例は，「個」や「集団」との関わりで捉えた個別事例である。保健師は「個」の存在の重み深みを実感しながら保健師活動を展開している。

Ⅳ 個から地域へ広げる活動の手法

■ 「個」の健康課題を「地域」の健康課題としてとらえる

　保健師は，丁寧にかかわった「個」の健康課題について，対象とともに解決に向けた方法を考え見出す。保健師が集まると「ここの地域の人は…」「そう言えばあの人も…」「よく…している」「よく…と言っている」という会話が聞かれる。この保健師同士のやりとりこそ，保健師が地域をみている現場であると思う。

　たとえば，高齢者の相談を多く受けている地域包括支援センターの保健師が，「最近，高齢者が自宅にこもりがちで，外出もせず周囲の住民との交流がほとんどない」ことを，地域の共通の健康課題ではないかと感じたとしよう。保健師は，「一度高齢者の生活実態を整理しなければ…」という意識を持って，このような課題をもつ高齢者の生活実態リストを作成してみる。そうすると，高齢者の家族が遠方に住んでいたり，同居している家族が病弱であったり，家族の機能だけでその高齢者の健康を守ることが困難な事情が浮き彫りになる。また，リストに挙がった高齢者すべてに対して，民生委員が自宅に訪問していることがわかるということもある。

　このような地域の捉え方には，「個」の課題の共通点を束ねる視点がある。これが「個」から「地域」をみる視点である。「個」の問題を一つひとつ探り束ねていく。「この地域の高齢者の多くが，この問題を抱えている」というこの問題意識を，事例から確認作業を重ねて「見立て」とする。さらに，関連のある高齢者の実態調査で見えた調査結果の数値や介護保険実績などの数値を加えて，より客観的なデータを集積して「みる」精度を上げ地域診断へと導く。このプロセスは，住民との会話や感じたことに終始させず，「あれっ」という保健師の感性から「地域の共通の課題」ではないかと問題意識から探求していく保健師の専門的能力を介しているのである。つまり，このプロセスに導く力こそ保健師の専門能力なのである。保健師の「個」に対する丁寧な関わりの積み重ねによって，「地域の共通課題」を浮上させるのである。

■ 疫学・保健統計学を手段として活用する

　保健師の基礎教育科目に，「疫学」という科目がある。この疫学は，保健師国家試験の出題科目である。「地域」の「個」の問題を共通項で束ねて地域の課題を抽出するという方法論は，疫学を基盤とした活動理論である。保健師になるために疫学を学ぶ意味は，ここにある。そして，保健師は「問題

意識」を追求し「見立て」た地域の課題について，客観的な根拠を示すために，保健統計学の手法を用いる。疫学と保健統計学が保健師国家試験科目として位置づけられているのは，このような学問をベースにおいて活動をする専門職の資格試験だからである。

この疫学・保健統計学の方法を「見立て」に絡み合わせて地域の健康課題を明確にするのが，保健師の地域診断である。

■「地域の力」を見つけ「地域のあるべき姿」を描く

保健師は地域の健康課題を明確にした後，その課題について地域の関係機関や地域住民と共有して解決策を考える。この地域の中で，誰がどうあればよいのか，どうすればよいのか。保健師は，家庭訪問や健康教室で関わった地域住民の顔や地域組織の活動の様子を思い浮かべる。現在実施している保健事業も振り返る。他の保健師からも話を聞き，この地域で可能性のある対策を考え続ける。「地域の力」を見つける作業である。保健師が，日頃の業務の中で，事業や地域組織活動に丁寧にかかわり重ねていくと，地域の健康課題を解決する「地域の力」が見えてくるのである。

たとえば，ひきこもりがちな高齢者が多い地域で，「高齢者が人との交流が少なく孤立した生活を続けると健康レベルの低下が予測される」という地域の課題を明確にしたとする。保健師は，この地域で，どうすれば高齢者が外出して近隣の人と交流ができるのか，ひきこもりを予防するにはどうしたら良いのか，と考える。この地域の民生委員協議会が高齢者家族を対象とした訪問活動を地道に続けていることに保健師は気づく。「地域の力」を民生委員協議会の活動に見つける。その活動を高齢者のひきこもり予防活動として位置付けることはできないだろうかと考える。どんな活動であればそれが可能か等々考え，保健師や関係スタッフでディスカッションを続ける。

同時に，保健師は民生委員協議会の会長の自宅に出向き，保健師が感じている地域の健康課題について，地域保健統計や事業実績を加工し作成した資料を示して，民生委員の感覚や考えを聞く。民生委員が把握している高齢者の生活の様子を聞く。何が可能なのか知恵を出し合う。「地域のあるべき姿」を住民とともに描いていく。

■ あるべき姿に向かって「地域が動く」瞬間がある

このような働きかけを持続的に進め，民生委員と「地域のあるべき姿」を共有できると，民生委員自身が，「これまでの高齢者の訪問活動を『ひきこもり予防のため』と，意識すると民生委員のやりがいにつながるかもしれない…」と前向きな発想をもち始める。「何かできることはないか…」，と民生委員自身が考え始める。その時こそ「地域が動き始める」瞬間である。

■ 連携調整の連続

保健師は，家庭訪問や健康相談，健康教育，地域組織やグループ支援などの活動方法を組み合わせて対象者に関わっている。地域住民だけでなく，

関係機関との連携調整の場も多くある。特に，保健所の活動は連携調整業務が多くなっている。連携調整は，会議の開催によって行われることも多い。しかし，保健師は，会議のほかに，関係機関の担当者と直接会って話をし，連絡や報告，相談や交渉をしながら活動を「協働」として形づくる。

　「連携」と，「連絡」とは異なる。「連携」とは「連絡」等を重ねて，地域の組織や人々が目的を同じにして動くことである。会議は連携のための手段の一部分である。会議には，大小さまざまな大きさ，レベルがあるが，どの会議も目的意識の統一を行う活動の要とも言える。そのためこの部分に多くのエネルギーとポリシーを注ぐ。この「地域を動かす」，「地域の関係性を作り上げる」要素は地域の「人」と「人」である。関係者のこの「人」のために，無理をしてでも「役に立ちたい」と思って動くことこそ，「連携」である。

顔を見て関わる

　例えば，在宅の難病患者の療養生活における課題が明確になったとしよう。保健師は，訪問看護ステーションの所長と相談をする。電話やメールで連絡することもあるが，お願い事の場合は，保健師が訪問看護ステーションに赴いて，直接所長の顔を見ながら話し合い，相談する方法を選択する。そうすれば，訪問看護ステーションの所長は，課題について，より接近した受け止めをすることができるからである。訪問看護ステーションの所長は自身の経験にすり合わせて問題を具体的にイメージし，より親身に現実的に考えようとする。そのプロセスが「地域の解決力」という力量を生み出すのである。保健師は顔を見て「人」と関わり，信頼関係を築きながら，協働できる人としての「地域の力」を育み，解決への可能性を引き出していく。

協働を実現させるために気長に動く

　保健師は地域の健康課題に対する解決方法，予防方策が地域の中にあることを確信して，それを探り続け，引き出せるように働きかけていく。保健師はこのプロセスを住民，地域組織の人々や関係機関の人と一緒に知恵を出し合いながら進める。保健師の感性をフルに動員して相手の反応を確実に捉えて関わり方や話し方も修正・微調整しながら地域の人と相談する。相談を積み重ねて，この地域の，その時の「地域の力」に見合った，効果の予想される方法を見出していく。期待した方向性に向かわない場合も少なくない。しかし，保健師は，気長に「折り合い」をつけながら少しでも前進する関わりを続ける。あきらめない根気強さと持久力が必要な場面である。

努力して地域の人を知る

　地域の関係者や住民と健康課題を解決するための協働を編み出すということは，地域の健康課題について，地域がどうなれば解決に向かうのか，誰がどうなる，誰がどうする，ということを具体的に考えることである。つまり「地域のあるべき姿」を描いて動くことである。地域には誰がいて，何があって，何をしているのか，地域の現状，実態を捉えているからこそ，地域の人が多様な側面から「何ができるか」と考え合うことができる。保健

師は，日常業務をとおして，努力して地域の人を知っていくのである。

地域について教えてもらう姿勢

　地域の現状や実態を把握するには，地域の人々に尋ねることが必要である。健康課題を伝え，率直な考えを聞く。根気強く問いかけや話をしていくと見えてくる。それを，また，関係者で言語化して確認し具体化する。地域の人が集まり会議室で協議する機会もあるが，地域の現場に赴いて顔を見ながら話をする方が地域の人にとって受け入れやすく，話がしやすい雰囲気となり本音を語りやすい。現場での話合いは，地域住民の家，地域組織の会長の家，関係機関のロビー，事務所などでも行われる。保健師は話し合いのメンバーがより集まりやすい場所を考え，そこへ出向いていく。

　話し合うことによって，人々は，共感や方向性の一致といったプロセスを共に歩み始めるのである。保健師は，地域の人々に「教えてもらう」という姿勢をもって地域の人と話し合いに臨んでいる。住民の自然な語りを引き出し地域の力を育む。このような人間らしい手法が有効な事を保健師は，経験の中から確信してきた。

すべてが「人」と「人」の関係

　関係機関の担当者は「人」である。保健師は，「人」に関わりながら考えをまとめ，伝え，確かなものにしていく。継続的な判断業務とも言える活動方法を持つ。保健師の対象の「個」はもちろんであるが，「集団」も人の集合体である。○○委員会や○○の会，○○センターといった組織であっても，地域の人，地域の関係機関の人，地域組織の人である。人を相手に，問題を探っていったり，課題を一緒に考えたり，解決策を一緒に考えていく立場である。その人の考え方を理解し，その考えの背景を捉え理解を深めながらその対象に近づいていく。すべてが，「人」との関係である。

地域診断資料に語らせる技の活用

　保健センターや保健所の保健師は，保健師以外の職員とも，情報を共有して地域を把握する。その共有を短時間で確実に行う工夫として，職員が具体的に考えるための資料がある。共有の目的や対象によって資料の内容や様式は異なってくる。この資料で何を伝えるのか，どんな資料が必要なのか，どのようなデータを使うのか，どのように見せたらいいのか，何があれば説得力があるのか。資料の提示は保健師の戦略的な動きであり，慎重に行われている。

　この資料とは，地域診断の資料である。表やグラフをペタペタと並べるだけではなく資料は，地域の情報を凝縮して地域課題を見せ，説得力を持たせるものである。保健師は，長年の経験の中で，地域の代表的な事象を具体的に伝えることの重要性を感じており，影響力をもたらす住民の一言や生活のあり様を効果的かつ印象的に伝える方法を考える。地域のケースを示すと，「地域の中でこのようなことが実際に起きている」という強い説得力を持つ。保健師は，説得の場面において，「事例に地域の課題を語らせ

る」手法を巧みに用いている。

■ 保健師活動における連携

　連携会議を開催することが，保健師が行う地域の連携ではない。人と人の関係が成立し，一緒に活動（動く）した後に続く動きである。一緒に動いた関係機関の A さんから問い合わせや依頼があったとする，その時に「A さんからの依頼なので無理してでも対応したい」と思える関係性，これが連携である。人の気持ちをここまで持っていく，これが保健師が行う連携のスキルは崇高である。「無理してでも，相手のために動こうと思える関係性」こそが保健師活動における連携であると筆者は考えている。

Ⅴ 保健師活動の展開

■ PDCA の展開図の活用

　本書の PDCA の展開図は，保健師活動を PDCA サイクルで説明するツールである。保健師が関わる活動事例を，まず，D（Do）で「問題（課題）発見」し，問題意識をもって「実態把握」をして「見たて」を行う。P（Plan）は「地域診断」「活動計画」とした。Do は，「課題対策のための実践」，C（Check）は「モニタリング」「評価」とした。A（Act）は，「評価」を反映させた次のサイクルの D（Do）「実践」となる。保健師の関わりや動きをこの図で追うと，「個」「集団」の関わりから活動の対象を「地域」へと広げ，長期に渡り展開する保健師活動のプロセスが見えてくる。保健師の日常業務を D（Do）「実践」に置いて保健師活動を辿ってみよう。

■ 保健師の日常業務の位置

　地域の保健師活動は，多様な対象のニーズに対応しており，そのプロセスには長い時間の流れがある。保健師の現場では，1 日の勤務時間をおおよそ午前と午後に分割し，業務の予定を入れていく。時には就業時間の 17 時以降や休日に業務が組み込まれることもある。保健師の手帳には，まず担当する保健事業や会議などの予定が記入され，家庭訪問や相談面接，地域の関係職種や地域組織の代表者との連絡や話し合いを，空いている時間に入れていく。

　年間計画や事業計画で実施日が設定されている各保健事業を優先して予定を入れていくため，事業以外に充てる時間を捻出することは，保健師が相当の意識をもたないと困難となる実情がある。組織で計画された業務は

予定どおりに実施するが，保健師の担当地域で計画する動きについては，優先順位が低くなっていくことは否めない。それは，十分な活動ができていないという，保健師自身の不全感を引き起こしてしまうことにも繋がる。しかし，このような現実の問題を避けることなく，保健師が正面から向き合って，解決策を考えることが重要であり，その解決へのプロセスが保健師の力量形成になると筆者は考えている。

PDCA サイクルを回して地域を対象とした活動にする

　保健師の活動を説明する際，「個から地域へ広げる活動」という表現が最も短い表現であろう。しかし，この表現で保健師の活動を理解されるだろうか。「個から地域へ広げる活動」を具体的に見える形で本書の，「PDCA の展開図」が示してくれる。見えづらい活動であるが，この図に沿っていくと浮き上がってくる。保健師は，地域へ広げる活動をしている。見えてない部分が多いだけである。

保健師活動を図で捉える

　地域住民の相談の場面や保健事業の運営，地域の関係者との相談や連絡の場面から，保健師は地域を捉え，地域の課題を明確にし，その課題対策に向けて活動している。実態把握は保健師の意識の中でつないで統合する形で行われている。保健師の頭の中で行われている複雑なプロセスを，「PDCA の展開図」を用いて具体的事例として示していこう。保健師の日常業務に繋がりを持たせて理論的に整理し，見えづらい保健師活動を PDCA の展開図で可視化していく。

保健師活動の展開プロセスは PDCA サイクル

　保健師は地域の実態の「見たて」に，保健統計，事業実績を統合して地域診断を行う。その際，地域の生の声を「地域のデマンド」と捉え，保健師の判断を加えて「地域ニーズ」に変換して地域の健康課題を明らかにする。そして，その課題の対策，または予防策を考え，目標設定した活動計画を立案している。その目標に向けた保健事業や保健師活動を実践する。活動の経過をモニタリングし，活動の評価を行うという PDCA サイクルを保健師は回している。この一連の流れが，保健師活動の展開プロセスである。
　ここで押さえたいのは「実践」には，保健師が問題発見の場となった「実践」の部分と，地域診断と活動計画に基づいて実践される「実践」の 2 種類がある点である。そのため，本書では，この 2 つの「実践」を図の中に示している。

個から地域への変換地点は事例の束ね

　PDCA の展開図に沿って保健師活動のプロセスを追っていくと，保健師が実践(Do)で問題を把握する場面は，住民に接している相談や家庭訪問，事業の中にある。そこではその住民(個)として対応している。しかし，その実態を 3 事例(個を三つ)並べてみる際に，同じような事例を地域の中か

【PDCA サイクル】
　品質管理を構築したウォルター・シューハート(Walter A. Shewhart)，エドワーズ・デミング(W. Edwards Deming)らが提唱した。
　PDCA サイクルという名称は，サイクルを構成する次の 4 段階の頭文字をつなげたものである。
1．Plan(計画)：従来の実績や将来の予測などをもとにして業務計画を作成する
2．Do(実施・実行)：計画に沿って業務を行う
3．Check(点検・評価)：業務の実施が計画に沿っているかどうかを確認する
4．Act(処置・改善)：実施が計画に沿っていない部分を調べて処置をする

ら集めてくる。その作業(思考)は限りなく地域に近い個ということになる。そして、地域診断はまさに地域であり、それに基づく実践(Do)は地域への関わりとなる。評価も地域を評価することになる。つまり"個"から"地域"への変換地点は事例の束ねである。

「個」と「地域」の関係

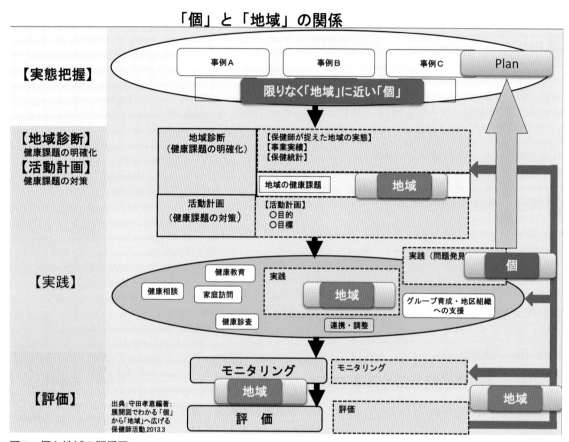

図2　個と地域の関係図

VI PDCA の展開図の解説

■ 保健師活動を PDCA サイクルで説明する「PDCA の展開図」

　PDCA の展開図は現場の保健師活動を PDCA サイクルにあてはめ論理的に説明するツールである。

1 実践(問題発見)

　保健師が日常業務の中で「あれっ」という気付きから問題発見する経緯を記述している。その際の，家庭訪問や健康診査など保健師の活動の場面を明確にする。「家庭訪問」だけではなく同時に「グループ育成や支援」も，健康問題(課題)の発見の場となっていることが多い。それらの場面を全て記述していく。

2 実態把握

Ａさん・Ｂさん・Ｃさん

　保健師が「あれっ」と感じて問題発見した「問題」を中心として，その問題についてＡ・Ｂ・Ｃさんの状況をまとめる。

　個人の場合は，Ａさん・Ｂさん・Ｃさんの語りや生活状況から健康問題について記述する。集団の場合は，地域組織やグループなどから聴きとったことや現状を束ねた健康問題について記述する。また，問題だけでなく問題の解決や課題の対策に向けてどのような「力」をもっているのか，「地域の力」も記述する。そうすれば，活動計画の根拠が明瞭になってくる。「個」の事例の特徴を束ねてみていく保健師の「見立て」のプロセスである。地域診断の核となる部分である。

3 地域診断

1．健康課題の明確化

1）保健師が捉えた地域の実態

　保健師活動の中で捉えてきた住民の実態をＡさんＢさんＣさんの実態と合わせてその健康問題・課題に関連させて記述する。家庭訪問や健康相談で，よく聞くこと，よく見かけること，多くの人々の傾向など，日常業務で把握していることをまとめる。保健師が課題を明確にするために実施したアンケート結果など，保健師の判断のために行われた集計結果はここに記述する。

2）事業実績

　関連する事業の実績を数値で示す。保健師の日常業務の現場には，その資料が大量に蓄積されている。これらの中から，とり上げた健康課題の明確化や対策の根拠となる資料をここへ記述する。

3）保健統計

　明確にしようとする問題に関連する地域の保健統計，国保の医療費統計等から保健師が活用できる形に加工して載せる。

2．地域の健康課題

　実態把握で「見立て」た課題について，あらゆる保健師活動から捉えた地域の実態や，関連する事業実績，保健統計を統合して，地域の健康課題を明確にした結果を記述する。

4 活動計画（健康課題の対策）

健康課題の対策

地域の健康課題に対して必要な予防策や対策を記述する。明確になった地域の健康課題を解決したり予防のために必要な対応策を記述する。

1）目的

地域のあるべき姿を描き，健康課題への予防策・対策として何をするのかを記述する。何のために，この事業や活動をするのかを言語化しておく。

2）目標

地域診断に基づいて，事業の対象や地域が目指す姿を具体的に書く。「地域の力」をもっている人や組織が主語になる。目標の数は，保健師が記憶できる程度の数とする。

　　対象の目標（主語は事業や活動の対象者）

　　地域の目標（主語は地域住民や地域組織や地域の関係機関）

5 実践

活動計画の目標を達成するための保健師の関わりや事業内容，しかけや仕組みを実践内容として記述する。

6 モニタリング

活動計画に基づいて実施された事業や活動が，その後順調に進んでいるかという視点で，目標に向かう活動の経過を記述する。評価の一部である。

7 評価

目標に対応させて評価した結果を以下の 2 つの視点で記述する。

①対象の評価：事業の対象がどうなったか…主語は対象者

②地域の評価：地域がどうなったか…主語は地域住民や地域組織，関係機関

PDCA の展開の各プロセス

1 実践（問題発見）

保健師は，日常業務の地域住民との関わりの中で，その地域の健康問題を発見する。「あれっ」という保健師の感覚に始まる。本書では，保健師の活動方法を軸として，「家庭訪問」「健康相談」「健康診査」「健康教育」「地域組織・グループ支援」「連絡・調整」を実践の場面に位置付けている。

保健師の「あれっ」という感覚は，「ふつう」に対峙したものである。保健師は，「ふつう」がどのような状況なのかを保健師基礎教育で学んでいる。医学，社会学，心理学，法学，語学…多くの学問を学んできたことは，この感覚を作り上げるためでもあった。日々の業務をとおして「ふつう」の感覚を身に付け洗練している。それは，保健師個人の価値観ではなく，住民

の価値観を集積して形成した「ふつう」の感覚である。その「ふつう」から外れた時に「あれっ」と感じる。この「あれっ」という感覚を保健師自身が自覚し，そこに何か地域の共通の問題や課題がありそうだからよく見てみようという，焦点を合わせる場面である。ダイナミックな保健師活動は，この感覚から，地域全体をみていく。「あれっ」という感性が最大の武器となっていることがわかる。

　本書のPDCA の展開図では，日常業務の中で問題や課題を発見し，保健活動の展開プロセスに乗せるプロセスを「実践」から「実態把握」に伸びるオレンジ色の太い矢印で表している。この矢印で実態把握へ持っていくプロセスが「地域」に広げる活動へのターニングポイントとなり，最も重要なプロセスである。

2 実態把握

■ A さん・B さん・C さん

　保健師が実践の中で「あれっ」という感覚を重ねて，その問題は，具体的にどんな問題なのか，その人だけでなく地域住民の中には，他にも同じ問題や課題をもつ人がいるのでは…と複数の個の事例を見ていくプロセスである。本書の図ではその中の代表的な 3 事例を図に示している。その問題について，A さんが語ったことや B さんと C さんとのやりとりの中で観察し聴きとったことを実態把握として捉えている。実態把握に記す A さん，B さん，C さんに共通する健康問題や課題をもつ地域内の住民を記述している。3 事例の選択は，その地域の代表的な事例とする。A さん，B さん，C さんの事例が特異な事例ということはないか，確認することが必要である。3 事例は，多くの事例の代表事例である。3 事例だけで地域の課題が見えるという意味ではない。母数は，地域のその問題をもつ事例すべてである。したがって，5 事例，10 事例，全事例を並べることが可能であればそれを記述しても構わない。しかし，一目でわかることが図の使命であることを押さえると，3 事例が適当だと考えた。

　このプロセスは，保健師が「個」のケアを行いながら共通課題を束ねていくプロセスである。「個」の課題にしっかりと丁寧に対応すると，何が問題なのか，課題なのかが見え，地域の共通性という視点で束ねる作業へつながっていく。これが地域課題の「見立て」である。「保健師による個別のケア」が「他職種による個別のケア」と異なる点は，「個別のケア」の延長線上に事例を束ねる作業がある点である。「個」の関わりをしながら「地域の課題の見立て」の作業を同時進行で進めている。保健師の活動はよく，「…しながら…する」と表現されるのは，このように同時に異なる作業を行う活動が多いからであろう。

3 地域診断

本書では「保健師が行う地域診断」を，PDCA サイクルの Plan（計画）に位置づけている。

現場の地域診断には，地域診断のためにプロジェクトグループを立ち上げて作業を行う方法も取られている。

しかし，ここでは，保健師の日常業務から地域診断を行う方法を述べる。

■日常業務で行う地域診断（健康課題の明確化）

保健師の「見たて」として ABC の事例に束ねられた健康課題は行政が関与すべき公共性のあるものなのか，その課題の対策は公平性を保つ内容として成り立つのか等，という観点からも検討を重ねて地域診断を行う。保健師はこのようなプロセスを踏んで「地域をみる目」の精度を上げ，地域のニーズをみている。保健師活動を「みる，つなぐ，うごかす」の「みる」の部分にあたる。

```
事例を束ねる際の視点
・事例が地域を代表する事例なのか
・行政が関与すべき公共性のあるものなのか
・課題の対策は公共性を保つものとなるのか
・デマンドではなく，ニーズなのか
```

■保健師活動で直面する「ニーズ」と「デマンド」

「デマンド」と「ニーズ」は，保健師活動の重要な概念である。保健師活動を進める際に，「住民の生の声を聞いてニーズを明確にする」という重要なプロセスがある。この住民の生の声には，様々な声の特質が存在する。そもそも住民は，行政に対して「生の声」を発声し，個や集団の要望（行政に望むものと自らの目指すことを含む）を伝える。これは「デマンド」である。「ニーズ」とは，これらの「デマンド」をできるだけ広範囲に捉え，声を出せない住民の声の存在も認識し，保健師は，声にならない声として把握して明確にする。「デマンド」は，「…して欲しい・こうありたい」といった住民の意向で，「ニーズ」は，「住民の健康には…が必要」という保健師の判断である。

保健師は，「デマンド」を「ニーズ」に変換する作業を行う必要がある。ここには，いくつもの判断が積み重ねられ重要なプロセスを踏む。そのプロセスは，一人の保健師が行うものではなく，保健師が所属する係や課などの組織単位で話し合って行うことである。「住民の生の声」を聞くことはとても重要である。しかし，これは「デマンド」を把握することである。保健師は，この「デマンド」を踏まえた上で，地域に必要なことを判断しなければならない。この判断こそが「ニーズ（必要性）」である。これは，できるだけ多くの情報や，保健基礎教育で習得してきた知識や方法を総合して，判断されるべき作業である。地域に何が必要なのかという「ニーズ」に対応することが保健師の活動であることを保健師は十分に承知しているはずである

が，ブレやすい点でもある。「住民に求められたことだけに対応する」という仕事の仕方になっていないか，定期的な点検が必要だと感じる。

地域診断を構成する 3 つの要素

　保健師による地域診断は保健師の「見立て」に基づいて 2 つのことを診断する。それは，①地域の健康課題を明確にすること，②地域の健康課題を解決または予防するための「地域の力」を見つけることである。

　そして，地域診断は，以下の 3 つの要素で構成される。

1）保健師が捉えている地域の実態

　保健師は，日常業務を進める中で，地域住民や地域組織の行動・言動・意識・活動などを捉えている。例えば，乳幼児健康診査の身体計測の場面では，子どもの衣類の着脱の様子を見ながら親子の関係や関わり方を観察して育児の現状を把握する。高齢者サロンに参加した時には，地域の高齢者が認知症に対する不安をもっていることを掴む。精神障害者のデイケアを運営する中で，メンバーの食生活の実情を知るなど，住民の健康の側面から特徴を捉えている。「あれっ」と感じた問題発見から事例を束ねて実態をみることによって，「見立て」を行う。この「見立て」に関連させて保健師が日常業務で捉えている地域の状況を整理する。

　また同時にその問題や課題の対策のために必要な地域の状況も把握している。地域の保育所や育児に関するサービス，育児グループの活動等も把握している。民生委員などの関係団体については，会長や協議会の活動方針や活動実態，会長の人柄や担当地区の委員の顔や特徴なども捉えている。保健師は「地域のあるべき姿」を描き，そのあるべき姿を目標としてそこへ地域が向かっていくための「地域の力」を見つけ，予防策のための地域の力量を判断している。

　保健師は，その業務の体制が地区担当制，業務担当制にかかわらず，日常業務をとおして地域の状況を把握し整理して地域の課題を捉える事は，役割であり仕事である。

2）事業実績

　日常業務の事業実績のデータを利用する。

　例えば，ある地域に住む乳幼児を育てている親が育児に不安をもっていると保健師が問題意識をもつと，育児学級という事業実績から何か見えないかと見る焦点が定まる。参加者の家族構成や居住地別の参加者数などを集計して数値でみる。そうすると，ある地域の住民の参加がなく，参加者の居住地に偏りがあるといった特徴が見えてくる。

　事業実績とは，育児学級などの保健事業を開催した実績のことで，保健師は業務としてその実績を毎回報告書としてまとめている。毎回の事業報告書に記載している事業参加者の情報，事業の評価内容などから資料を作る。事業実績報告書の形式は各部署で定められているが，報告書のどの情報が使えるのかを考えて加工することが必要となる。加工された実績のデータは保健師の「見立て」を検証するものとなる。地域看護の専門教育を受け

て，日々住民と接している保健師の「見立て」は，地域保健師活動の「地域診断」として相当の精度を有していることがわかるだろう。

3）保健統計

　地域住民の健康課題を明確にする場合には，受診率や医療費分析など，「見立て」た健康課題に関連する保健統計で根拠を示す。

　例えば，がん検診の受診率を年齢，性別で求め，がん検診の啓発の成果をその関わりの前後で比較する。また，糖尿病の医療連携システムの構築を進める時，地域の死亡原因の統計や国保の医療費分析の数値は強力な説得力をもつ数値データとして利用できる。これらを活用できるためには，どんなデータが保健統計として存在するのか，保健所にあるデータ，県庁にあるデータ，保健センターにあるもの，市役所にあるものなど，そのデータの所在を知っておく必要がある。保健師は，常に，統計データに目をとおしておくことが必要であり，地域の活動の中で見出した「見立て」の根拠を示すデータはどれか，考えながら仕事をしていくのが保健師の日常業務なのである。

　事業実績や保健統計で科学的な根拠を示すことが出来ない場合には，新たなデータを収集する。健康日本 21 計画や食育推進計画の立案に際し，多くの自治体で住民の健康実態調査を行っている。それは，計画立案に際し，これまでに集積されていないデータを必要としたからである。地域の健康指標の目標値設定を行うにあたり，現状の値を示す目的でアンケート調査が行われた。このように事業実績や保健統計として収集できない新たなデータを収集する必要がある場合には，アンケートやヒアリングなどを

事業評価や地域診断でよく使う「アンケート」について

　新たなデータ収集において，「アンケート」をとることが多い。アンケートに答えるために，住民には相当の労力や時間を提供してもらっている。これらが最小限となるような配慮は当然である。アンケートは郵送料や調査票の印刷の費用などの予算を必要とする。財政管理の観点からも費用対効果を念頭において判断することが重要であるため，慎重に考えたい。

　また，アンケートの回答肢はアンケート作成者が予測する内容の範囲に限られたものである。項目として示した内容以外にデータを取ることはできない。アンケートを実施する場合にはその項目の作成について十分吟味する必要がある。「アンケートすれば何かが見える」という錯覚に陥らないことが大切である。アンケートの実施を決める前に，まず，保健師の観察力，コミュニケーション力で，活動の目標に対する評価を行うこと，日常の保健事業や地区活動をとおして把握できることはないのか考えることが重要である。

　住民と直接接する事業を実施している保健師は，健診の場や健康教育の場をとおして，日常的に住民の声を直接聞ける立場にある。保健師は，業務をとおして住民の声を十分聞く必要があるという認識を強化したい。

目的に沿って実施しデータをとる。

4 活動計画

　ここでいう活動計画とは，地域診断で明確になった地域の課題について対応策や解決策を講じる計画のプロセスである。まず，地域に何が必要なのかを明らかにし，地域がどうあれば良いのか，「地域のあるべき姿」を描く。その地域の健康課題に関係する地域組織や住民団体と関係機関に着目すると良い。地域にどのような住民組織や関係機関があって，誰がリーダーなのか，担当者は誰なのか，どんな人なのか，その人はどのような活動をしているのか。これまでどんな事で保健センターや保健所の保健師と一緒に活動をしてきたのか等を幅広くじっくりと考える。その人達がどのような意識をもって，どんな活動をすると地域がよくなっていくのか，と，具体的に保健師の中で「地域のあるべき姿」を描いていくのである。

　活動計画は，地域診断と同時に進めることも多い。活動計画を立案する中で再度地域診断が行われたり，微調整がなされることも多々ある。そのため，実践の中で，地域診断と活動計画の境界を明確にすることは難しい。地域診断の項において，地域の「健康課題を明確にする」点と「地域の力をみる」点の 2 点を「地域診断」であると説明したが，この活動計画は，地域診断の「地域の力をみる」地域診断と同時に行われている。

■ 活動計画としての目的と目標

　「地域のあるべき姿」は，地域のめざす目標である。例えば，「民生委員協議会が地域の見守り体制として訪問活動を実施する」というように表現される。目標とは，「地域がこうなるといい…」とあるべき地域の姿を描いた時，その登場人物を主語にした地域の状態や動きを表現したものである。対象の目標とは，保健事業や活動の直接的な対象になる住民を主語として示した「あるべき姿」である。地域の目標は，連続的，継続的，システム的な地域の状態である。

　目的は，地域がどうなるために，この活動を行うのか，「何のため」にこの活動を進めるのかという根幹となる部分で，その具体的な姿は目標に表現される。

　目的と目標は混同されることが多い。「ねらい」といった項目を掲げることもあり，保健師の思考に混乱を招く。その混乱から脱出する策として，書き方の要領を参考までに記しておく。

> ― 目的と目標の書き方の要領 ―
> 目的…何のために事業をするのか。何のための活動なのか。
> 　「○○が△△するために□□の事業を実施する。」
> 　【例】市内の精神障害者が生活しやすい地域づくりのために，デイケアを実施する。

目標…事業や活動のめざすこと。(めざしている状態や動き…地域の姿を描く)

1) 対象者の目標

【例】デイケアメンバーが活き活きとプログラムに参加できる。

【例】デイケアメンバーが協力してデイケアを運営できる。

【例】デイケアメンバー同士が,デイケア以外の場で交流の機会ができる。

2) 地域の目標

【例】食推さんが,デイケアのプログラム(料理)に協力する。

【例】精神保健ボランティアがデイケアに参加する。

【例】精神障害者の家族会がデイケアと交流をもつ。

①○○が〜になる。

②△△が〜できる。

③□□が〜する。

④◇◇が〜である。

5 実践

PDCA の展開図では,保健師が問題発見をする日常業務の「実践」と,地域診断と活動計画に基づいて進められる「実践」の2つの「実践」を区別して示している。ここの「実践」は,地域診断・活動計画の後の活動の「実践」である。この部分は保健師活動で最も見える部分である。

地域診断・活動計画に基づいて,目的と目標を具体的にすると,そのために保健事業の運営方法はどうあれば良いか,地域活動として何をする必要があるかを保健師が考え動き始める実践である。

例えば,「妊婦がマタニティクラスで仲間づくりをする。」を事業目標にした場合,保健師は,マタニティクラスの運営方法を検討する。妊婦が仲間づくりのために交流を深められるような会場の設営を工夫する。初対面の妊婦同士が話しやすい雰囲気づくりに心がける。居住地が近い人同士のグループ構成や,話しやすいグループ人数,可愛いテーブルセッティングなど,交流を意識するとさまざまなアイデアが浮かんでくる。保健師がひとりで考えていると行き詰まりを感じることも多いが,保健師が複数で相談し合うと,アイデアが出てくるものである。地区別にグループ分けをする場合は,あらかじめ参加者の住所を把握しておくなど,保健師は行動する。

目標設定をしても,この実践が連動しなければ目標の到達に届かないことは言うまでもない。しかし,意外に抜け落ちてしまう現状も否めない。「目標」を到達するには,保健師の「しかけ」となる実践内容が必要である。保健師が目標を意識して動き,目標に向かうための実践である。

6 モニタリング

　目標到達のための活動計画にそった実践が，順調にすすんでいるのかという視点で，経過観察する部分である。評価に含まれるプロセスである。しかし，保健師活動の実践現場においては時々出現する貴重な場面である。

　例えば，ある地域で出産を控えた妊婦の交流を目的に母親学級を実施していた。その地域のある地区担当保健師が，学生実習の 1 コマとして車いすの難病患者さんと近所の公園へ行った。すると，ベビーカーを押す 5〜6 組の幼児と親の集団に出会った。その集団は以前の母親学級の参加者達であった。母親学級を修了した後も交流が続き，その日は皆でコンビニ弁当を買い公園で子ども達を遊ばせるというイベントの日だった。これは，この活動の成果である。評価結果として提示できる現象である。

　このように，保健師活動の中で成果を把握することを，計画的な評価とは区別をして，「モニタリング」をした。モニタリングで把握した成果こそ，保健師の活力（やる気）になっていると思う。

7 評価・改善

　評価とは，「目標が達成されたのか」という効果をはかることである。評価は目標の裏返しであると考えるとわかりやすい。評価指標を作成し，目標達成を何で見るのか，あらかじめ具体的にしておくと評価が容易となる。本書では，評価結果を示している。

　評価指標とは，目標に対して，「その目標は達成しましたか？」という意味を図るものさしである。ものさしで測る対象は，地域である。保健師は，そのものさしをどこにあてるのか，これが重要である。

　保健師の日常業務の実践の中で，ものさしをあてる事象は地域の中にある。上記のマタニティクラスの事例で，実践を開始した 1 年後に，公園で保健師が育成した育児グループが集まって楽しそうに子どもを遊ばせて過ごしている様子をみかけた時，マタニティクラスで知り合った仲間が育児グループとして活動していることがわかる。これは，「保健師活動で地域の育児力を高める働きかけをしてできた住民グループが活動をしている」と，評価として捉える場面である。この場面を捉える視力が重要に思える。意識していなければ，評価として捉えられないからである。問題発見の部分と同様に，見ようとする「視力」が必要である。この「視力」は，地域診断と活動計画の目標設定の作業を行うことによって養われるものと筆者は実感している。

　保健師は，このような地域の状況を捉えることに併せて，根拠となる地域の情報を（この場合は育児グループの数や活動内容など）統計的にまとめて評価として示す。数値の目標は到達までに時間を要する。数値の変化を把握しつつ，住民の行動レベルの変容に評価視点を持つ必要がある。ここで示された評価結果は，まさに地域が健康に向って進歩している効果である。この効果は，PDCA の「A」Act（改善）である。保健師活動を PDCA で整理し

説明するのは活動が「A」で改善するからである。PDCA サイクルを推めるのは「A」に運ぶためである。

目標を言語化し保健師が共有できるサイズにする

　実際には，この評価のプロセスは言語化の労力を要し，その作業に正解があるわけでないため，何となく保健師の不安が持続する。スタッフがお互いに目標を言語化し，それはどうなったら「達成」としようか，といった話し合いが不可欠なのである。その話合いで共有できた点を評価指標とする。あまり具体的すぎると指標の数が増えてしまうので，できるだけ少なくして共有できるサイズにする。つまり，その地域の目標と評価指標は，地域のことをわかっている人のみが作成可能なものであり，地域の保健師が作成した目標と評価指標が最も精度の高いものである。その根拠は，地域のことを一番良く把握しているのは，地域の保健師だからである。

■ 活動評価の作業について

　この作業は，いわゆる「正解」がなく，話せば話すほど迷路に入り込んでいく気がするものである。本音を言うと，うんざりする作業でもある。しかし，地域の活動は生きものであり活力をもつものである。したがって，静止した答えというものを持たない。地域の健康課題は刻々と変化する。また，話をしたり，動いたり，働きかけることによって情報も変化し，捉える側面によって見え方も異なってくる。このややあいまいな生きものである地域を広く包み込むように捉える事が必要なのだろう。このプロセスこそ「地域をみる」ということであろう。そして，保健師の「地域をみる視力（精度）」は無限に向上するものである。

　保健師活動の評価については，これまでいくつかの手法が提示されてきたが，何となくどれも割り切れない感じを残し，試行錯誤が続いている。しかし，この難解な課題を放置せず，保健師活動の現場に身を置いて思考を続けてきた保健師の努力は崇高なものである。これまで示されたいくつかの手法の共通点は，保健事業の目的，目標，実施内容，評価指標，評価時期と方法，評価結果という枠組みである。これらが共通の枠組みとして定着しつつある現状に進歩の足跡を感じる。

　評価結果を示す場合，医療費が減少した，喫煙者が減少した，う歯の罹患率が減少したという「数値」を示したくなる。もちろん，示せる数は残らず示したい。そして，人の意識の変化や行動の変化をどのように表していくのか，生きものである地域保健師活動の評価について，その方法は慎重に検討を重ね続けていきたい。

8 PDCA の展開図の活用事例

　PDCA の展開図の活用の方法を，わかりやすく伝えるために，【事例：若

年妊娠の事例から考える活動の展開】を PDCA の展開図に落としこみ，**図3**(➡P.28)に示した。保健師が日常業務において，若年妊娠による母体の健康や生まれてきた子どもの養育について問題意識を持ち，3 事例を整理し，地域診断を行い活動の目的目標を整理して，地域の子育て支援の方向性を明確にして展開した事例である。

実践(問題発見)

保健師が母子保健活動を実施している中で，若年の妊娠のことで学校から相談があったり，出産と同時に母子健康手帳の手続きを行うケースへの対応など，妊娠中の健康管理の問題の深刻さを感じていた。また，出産後も親としての意識や育児能力に問題があるケースもあり，そういった問題に対応する機会が多くなっているように保健師は感じていた。

実態把握

そこで，保健師はこの問題に関連する事例を整理してみた。

事例 A は，高校 3 年生の時に妊娠がわかり学業を続けられず，やむなく高校を中退した。本人は，「妊娠するとは思わなかった」と話している。妊娠中の健診も受けず，分娩が始まり救急車で搬送され出産した。その後，経済的な基盤もなく子育てをサポートする家族もないため，子どもを施設に預けることとなった事例である。

事例 B は，高校 1 年生で妊娠し退学した。相手はネットで知り合った年上の男性であるが，出産前から消息不明である。本人は祖母の年金で生活しているが，生活のための就労先と深夜でも乳児を預かってもらえる保育所を探している。

事例 C は，中学 3 年生で出産した。中学 1 年生の時から不登校で，親が不在にしている仲間の家で男女グループと一緒に過ごしていた。「以前にも妊娠をしたが，相手が本命でなかったので中絶をした。今回は本命だったので出産した」と話している。本人自身が親からの被虐待経験がある。

このような 3 事例の実態を整理した保健師は，中学生や高校生が学業をやむなく中断せざるを得ない事実，妊娠中の健康管理がなされていないことや突然の分娩の健康上のリスクが大きいこと，さらに，子どもを育てるための経済基盤の脆弱性がもたらす生活スタイルの新たな健康問題など，若年妊娠の抱える健康問題の複雑さを再認識した。

地域診断

①保健師が捉えた地域の実態

上記の事例以外にも，中学生や高校生の出産が増加していることや，出産時の危険性について相談ケースの中から把握していた。また，ネット社会の環境の変化によって，男女の出会いや犯罪への巻き込まれなど深刻な状況もあった。若年の母親，本人の養育能力の不足によるケースや家族のサポート力が十分でないケースへの対応についても，保健師は経験していた。一方，この地域の母子保健推進委員が，あるとき，不登校の生徒の集団を目撃しており保健師に連絡があった。また，生徒が妊娠したという学校の先生の戸惑いがあったなど，保健師が捉える地域の実態は地域診断として有意義な要素である。

②事業実績

　　　思春期保健健康教育の回数や内容の集計（学校別など），母子健康手帳交付時の面接数，相談内容の集計，母子保健推進員の研修のテーマの集計数などの事業実績は地域診断の要素となる。

③保健統計

　　　若年妊娠や出産数の年次推移はこの活動に関する有効な保健統計である。

地域の健康課題

　　この事例の地域の健康課題は，「地域全体で，若年妊娠等の準備性のない妊娠を防ぐ対策を行う」とまとめられた。

活動計画（健康課題の対策）

■目的

　　　準備性のない妊娠を防ぎ，子どもの健康な成長発達や親の健康が促進される地域づくりのために，思春期保健事業，地域組織活動の育成支援を充実させることを活動の目的とした。

■目標

　　　この地域の実態を踏まえて，目標は長期的な効果目標を2項目，短期的なプロセスの目標として，保健師間で共通認識した上で3項目掲げた。学校はこの問題について，保健センターへ相談に来たことはあったが，地域の問題としてその対策に取り組むまでには至っていない状況であった。ネット社会における異性との接点なども深刻な健康問題に関連すると考えて，保健センターは学校と一緒にこの問題に取り組んでいきたいと考えた。

　　　また，母子保健推進員は学校の思春期保健事業のために，保健センター保健師と一緒に学校に出向き，赤ちゃんの抱っこの仕方などを生徒に具体的に体験させるなど積極的な活動を数年間実施してきていた。しかし，この問題の実態を把握したり解決策を系統立てて取り組んだことはなかった。これまでの母子保健推進員活動について，この目的を明確に推進できることを目標とした。

　　　さらに，若年で出産を迎える対象者は必ず産婦人科の医療機関を受診するということを考えた時に，市内の産婦人科医とこの問題について話をしていなかったと気づいた。最も実態を把握している産婦人科医療機関に実態を聞かせてもらい地域の問題意識をもってもらうことを目標にした。また，Cさんの虐待経験を聞いた際に，世代間連鎖を断ち切る必要性を強く感じた。子どもに対する愛着形成が最も重要で，これらの問題の根幹的課題であることを踏まえ，保健センターで実施するすべての母子保健対策において良好な親子関係の確立を促すことを目標にした。

目標は以下のように表現された。

1. 準備性のない妊娠が減少する。
2. 人工妊娠中絶が減少する。
3. 学校がこの問題に着目し，保健センターと共同して取り組む。

4．母子保健推進員がこの問題に取り組む。

5．市内の産婦人科医院等が若年妊娠・出産の実態に問題意識をもつ。

6．母子保健従事者がすべての事業において「良好な親子関係の確立」を促す。

■実践

　小中学校との連携により，準備性のない妊娠を防ぐ目的で，これまで実施してきた健康教育の内容を再構成した。学校関係者と話し合いを重ねる際に，地域診断の資料を整理して準備し，地域の課題について説得力を持って説明した。学校側が，主体的に「……しましょう」というやる気を引き出せるような関わりをした。

　母子保健推進員会が年に 1 度の研修会を実施しており，その研修会で「若年妊娠」の現状や課題を一緒に考える研修会の開催を実施できないかどうか，母子保健推進員の役員に提案し相談した。また，具体的には，母子保健推進員の代表者の自宅を訪ねて，地域診断資料を見せ，母子保健推進員の活動の中で気になることなども聞きながら，一緒にこの問題に取り組む機運を作っていった。

　母子健康手帳交付時の，保健師が行う面接の記録を集約し，若年妊婦の生活状況や健康管理に関する情報を整理し，今後の面接時に留意すべき事項などを保健師間で確認し共通認識した。また，面接記録の様式を工夫した。

　医師会との調整会議において担当医師にこのことを相談し，市内の産婦人科医療機関と話し合う機会を考えた。

　母子保健に従事する関係者すべてが，「良好な親子関係」の重要性を認識し，あらゆる機会を通して住民に伝えた。

■モニタリング

　中学校で行う健康教育について，学校関係者と打ち合わせを行い，地域診断の資料を用いて実態を伝え，学校側から前向きに検討する姿勢が示された。また，産婦人科医院の医師が，若年妊娠の問題について何とかしたいという意識をもっていることを把握できた。

■評価・改善

　学校保健委員会で，若年妊娠の予防やネット社会に関する教育を議題にすることができ，対応策を一緒に取り組む姿勢が示された。また，母子保健推進員会が研修会で，若年妊娠の問題を解決するために自らの役割を話し合った。

　母子健康手帳の交付時面接の内容を検討してマニュアルを作成，活用しはじめた。

　地域の病院がこの問題の解決に積極的な姿勢を持っており，医師会としての対応策を検討することとなった。また，母子保健事業すべてにおいて，子どもを大切に育て良好な親子関係の確立をできるように，事業の実施方法を見直し事業従事者の意思統一ができた。

PDCAの展開図

[若年妊娠にかかわる取り組み]

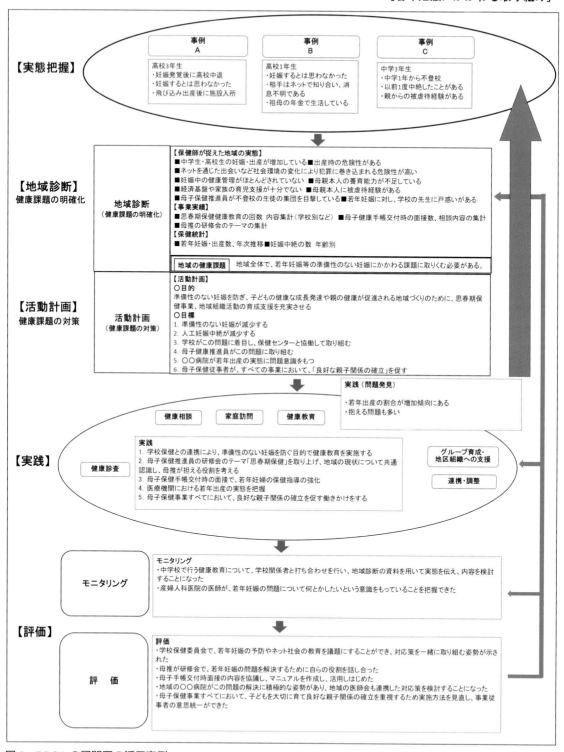

図3　PDCA の展開図の活用事例

Ⅶ 「個」から「地域」へ広げる活動の意味

1 「個」と「地域」の関係

　「個」と「地域」の関係を**図4 図5 図6**に示した。内側が「個」，外側に「環境」を置いた。人は環境の中に存在することを表した。さらに，人々の「個人」と「環境」はそれぞれ異なる因子で構成されているため，「個人因子」と「環境因子」を示した。「個人因子」とは，その人の病気の状態や治療の状況，体力など個人によってそれぞれ異なる因子である。個人を取り巻く周囲の環境は「環境因子」である。環境因子は，二つの環境から成り立つと考えられる。一つは，家族や親しい友人などのその人独自の「個人の環境」，もう一つは，その地域に存在する病院や施設や事業所，制度やサービス，行政や地域住民の意識などの「地域の環境」である。環境因子を「個人の環境因子」と「地域の環境因子」の二つの因子で説明し，一個人と環境を三重構造で示した。

　「個人因子」と「個人の環境因子」は，人によって異なる。一方，「地域の環境因子」は，同じ地域に居住する人々の場合には，同じであり，共通である。この点が「個」から「地域」へ広げる保健師活動のポイントである。保健

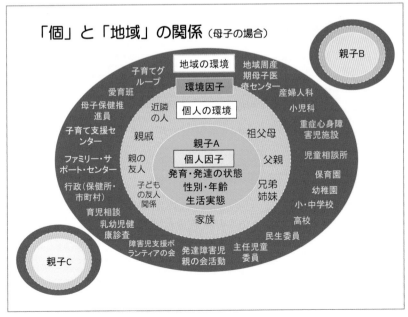

図4　母子の「個」と「地域」の関係

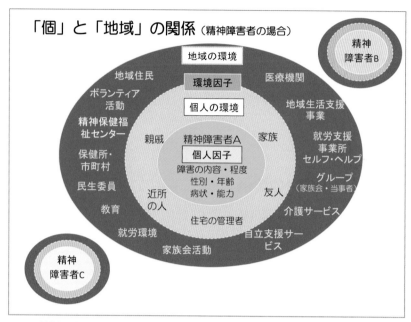

図5　精神障害者の「個」と「地域」の関係

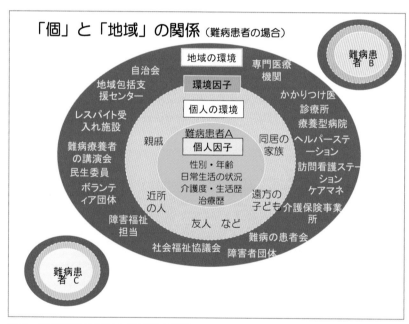

図6　難病患者の「個」と「地域」の関係

　師は，対象者の「個人因子」「個人の環境因子」に関連する事柄に関わりなが
ら，住民にとって共通する「地域の環境因子」にも同時に，働きかけている。
その結果，地域の環境が改善されたりより健康レベルを向上させるものへ
と変化させている。こうして，「個から地域へ広げる」活動を実践している。
　同じ地域の同じ健康課題をもつ人であれば，この外側の「地域の環境因
子」は同じであるため，A さんの環境因子に働きかけることは，同時に，B

さん，C さんの環境因子にも働きかけていることになる。つまり，ある一つの「個」のケースへの対応が地域の環境へ働きかける対応であれば，地域の同じ健康課題をもつすべての人の「地域の環境」を良くしていく関わりとなる，ということである。

　保健師の活動が「個」の問題を「個」にとどめず，「地域」へ広げてみるということは，健康課題を束ね，地域の環境の中から共通性で貫くイメージであり，それを図 4, 5, 6 に示してみた。A さん，B さん，C さん事例の地域の環境に着眼して，「地域の環境」をみると，そこに共通の健康課題がみえる。「串刺しする視点」と表現するとわかりやすいだろう。一番外側の「地域の環境」が良くなれば，A さん B さん C さんはもちろんのこと，ここに表れない，D さん，E さん，F さんこれから転入してくる X，Y，Z さんなど保健師が把握していない人々も含めて健康課題が地域で解決され，予防できる地域環境の中で生活することができるようになる。だからこそ，保健師は，「個」から「地域」へ広げる活動をするのである。環境因子への関わりがなければ保健師活動の存在意義がなくなるのではないだろうか。

2 公衆衛生とヘルスプロモーション

　ウィンスローの公衆衛生の定義では，その活動の対象が人々の生活環境に及ぶことを明確にしている。公衆衛生の方法論は，「共同社会の組織的な努力を通じて…」に表現されるところである。地域社会が努力し，力を出し合うことによって人々の健康課題に対応していく。また，その環境をよくしていくプロセスを，地域にある力を引き出し寄せ集めて進めていこうとする保健師活動は，ヘルスプロモーションの理論でも説明できる。

　保健師活動で取り扱う健康課題は，時代の流れに沿って変化するが，問題の捉え方，その解決方法は，公衆衛生とヘルスプロモーションの理論に基づいた普遍的な手法であることが再確認されるだろう。

　このような保健師活動の基本的考え方を基盤に本書では，「保健師活動の PDCA の展開図」を用いて保健師活動を活動事例から具体的に説明する。第 3 章以降は，各活動事例に登場する保健師と住民・関係者との人と人のつながりを追いながら，現場の保健師の動きを理論的に整理して保健師活動の可視化を追求した。

各論への橋わたし

　　地域の中で地道に息づいている保健師活動を現場の保健師の視点で述べてきた。第2章では，第3章〜第12章の各活動事例の中で，保健師が活用した「技」（技術）について述べる。この後，各論として「PDCA の展開図」を用いて，保健師の活動事例を第3章から第12章に示す。どの事例も「個」から「地域」に広げられていくプロセスが見え，保健師活動の全体像を具体的に捉えることができるだろう。

　　見えづらいと言われ，保健師自身が立ち位置を見失いがちになる保健師活動ではあるが，PDCA の視点を持って辿っていくと，保健師の活動の足跡や方向性が確認できる。保健師活動が見えると，その方向性を確実なものにする。保健師基礎教育や現任教育，そして日常業務で活用して頂ければ幸いである。保健師活動はダイナミックで奥の深い人のつながりで呼吸する生物であることがわかる。

具体的な活動事例から捉える
保健師の「技」（技術）

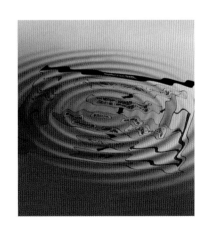

この章では，3 章～12 章の各活動事例の中で，保健師が活用した「技」（技術）について述べる。

「技」は各章側注部に赤アミで提示している。

ここでの「技」とは，『第1章　Ⅳ．個から地域へ広げる活動の手法』で説明された活動方法を，事例を通してより具体的な細かい項目に落とし込んだもので，本来は技術という言葉で表現される。しかしながら，ここであえて「技」と表現しているのは，この技術はこれまでの保健師の諸先輩たちが保健師活動から得た様々な経験知を通して，その時代や制度の中で洗練させてきたものであり，ある意味職人技に近いと考えるからである。

また，活動事例の中にこの「技」の説明を入れたのは，とかく見えにくく説明しにくいといわれる保健師の活動や技術を，少しでも理解し，可視化できるようにと考えたからである。事例の背景やこれまでの経過を前提に，目の前で起こっている場面から，住民とのやり取りや息遣いまで生々しく感じると同時に，保健師がその時何を見て，何を聞き，今までの知識や経験と照らし合わせ，どう判断し，その「技」を活用したのかを読み取ってほしい。

また各事例のなかで活用されている「技」は，テキストに載っているようなシンプルな技術というより，それを組み合わせて応用したものが多い。ただ，実際の現場ではこのような仕方で活用されることが多いと実感している。

この本のメインテーマでもある，「個」から「地域」への展開に沿った枠組みで，各章の事例で活用されている保健師の「技」について概観する。もちろんこれから述べる「技」以外にも様々な「技」を保健師は持っているが，今回は事例の中で保健師の専門性に関わる「技」の特徴や指向性といった視点で記述した。これを踏まえたうえで，次章からの事例を「技」という視点からもよく味わってほしい。

1 個人・家族への「技」

　保健師が個人・家族に「技」を活用する時の特徴として直接的な関わりより間接的な関わりの方が多いのではないかと感じることがある。例えば訪問看護師のような直接的なケアも提供してはいるが，主には個人・家族を主体としてそれが本来持つ力に働きかけるといった，ワンクッション置くような「技」である。今回の事例の中でも，【住民の生活実情にあわせた指導を行えるよう支援する技】や【人材を育てる技】等の《教育者》としての関わりや，コーチとして【行動変容のための強化を行う技】，【参加継続を支援する技】，【会員の自己効力感を挙げる技術】，【自己決定を促す技】等の《コーチング》を行っていた。またそのもともと持つ力を引出し，より強化するために【住民の主体性を向上させる技】，【会の協力者を増やす技】，【成功体験が積み重ねられるような支援を行う技】等の《エンパワメント》や，《代弁者》として【住民の声として発言する場を確保する技】なども活用していた。これらの「技」は，保健師が予防的視点で幅広い健康レベルの人に関わること，また多くはコミュニケーションをベースとした間接的な支援であるがゆえに，「技」を使われた個人・家族でさえそのことが見えにくいという状況につながっていると考える。

　一方でコミュニケーション以外の「技」として特徴的なものに《人的資源の掌握》がある。具体的には【地域の人的資源を把握し，活用する技】，【組織の要となるキーパーソンを選定する技】，【日頃から人的資源を把握する技】といった，日々住民と関わる中で常に地域で活用できる人材を探すという「技」である。担当地域での健康づくりは保健師の力だけでは実践できないことを，保健師自身が一番よく知っている。そのため保健師は日常のどんな場面においても協働できる住民や職種を探している。これを保健師は頭の中に『人材バンク』を持っていると表現した人がいたが，まさしくそのとおりであり，それは集団や組織，やがては地域全体に広がるネットワークのハブとなる人材といえる。

2 小集団への「技」

　小集団への「技」は，1対1の関係から，当事者・家族会，ボランティア，勉強会，高齢者会等様々な比較的緩やかなつながりで活用する，主に関係性への支援である。保健師は，【参加者全員が安心して参加し，楽しめる場作りの技】，【集団と個を同時に見て，必要性と適切な対応を判断する技】，【形成した場の安心と安全確保の技】，【発言しやすい雰囲気作りの技】，【魅力ある場を設定する技】を用いて安心安全で自由な《場づくり》を行う。その

場で,【合意形成の技】,【発言を促す技】,【住民の声を目標にすり合わせて
キャッチする技】等々,【ファシリテーションの技】を用い《関係性をつくる》
基盤づくりを行う。

《関係づくり》は,まず保健師が必要と考える人と人の間に【顔の見える関
係作りの技】,【本音が表現できるよう事前の根回しや支援を行う技】を用い
て構築されるが,そのためには【集団の関係性を見極める技】も必要である。
こうした「技」を活用しつつ【参加者が地域でつながるための技】,【施設内で
母親同士が交流できる事業を企画する技】,【地域と組織の人材を交流させ
る技】,【地域での生活を見据えたネットワークづくりの技】等を用いて関係
性を作り上げていく。また【会員が主体的に動ける橋わたしの技】で主体性
を引き出す「技」も用いている。

この「技」において保健師が指向するのは,ここでも関係性という見えに
くいものへの介入であり,それも保健師自身との関係はもちろん,それ以
上に住民どうしのつながりを作ること,そしてそれが主体的にできるよう
になることに重点が置かれる。こういったある意味触媒のような指向性が
『保健師は黒子』といわれる所以であるが,実際にはとても繊細かつ複雑な
判断のもとに関係をつないでいることがわかる。

🔳 組織への「技」

ここでの組織とは,小集団よりも規模が大きく,事業等の実践がよりシ
ステム化された集団を意味している。組織への「技」は,その組織で【好機を
捉え,活動を起こす技】,【事業継続を支援する技】【活動の振り返りによる
評価を行い,次年度の方向性を見極める技】等の《事業化》の「技」や,その準
備や円滑な推進のために【活動に必要な資源獲得のための調整の技】を用い
る。

また,組織システムそのものを開発するために,【関係機関と協働し,
ツールを開発する技】,【効果的な教材の作成と提供の技】,【課題の明確化
のための統計資料や聞き取り調査による資料作成の技】等《研究開発者》とし
ての役割も果たしている。そして同時に,【グループの発展過程のアセスメ
ントとエンパワメントの技】,【先駆的な活動の把握と情報提供の技】,【見
通しをもったグループ育成の技】を用いつつ,《組織支援》を行っている。

組織においては,保健師は事業の PDCA に関わることはあっても,ほと
んどが裏方の実践であり,きっかけを捉えたり,方向性を見極めることは
しても実践は組織の人材に任されている。保健師はそれがうまく動いてい
くような潤滑油的な役割のために「技」を活用している。

🔳 地域全体への「技」

地域全体に用いる「技」はよりダイナミックな動きになる。保健師は,【地
域の将来像(めざす姿)を描き目標化する技】で《地域のあるべき姿》を示し,
【市全体を巻き込み,まちづくりとして事業化する技】,【地域住民と協働で
きる技】,を用い,《まちづくり》を行う一方,【地域の関係団体へ活動の
PR と社会変容の技】,【活動の効果的な PR・情報提供・プレゼンテーショ

ンスキルの技】，を用い《地域内外への活動の発信周知》を行い，【事業を拡大し地域に広げる技】で事業を広く《施策化》していく。結果として地域の健康も向上していくことになる。

　ここで用いられる保健師の「技」はこれまでとは違い，外向きの「技」で発信すること，拡大することに指向が向いている。まちづくりというダイナミックな動きに乗じ，地域全体の健康レベルの引き上げを行うのである。

　これまで述べてきた，保健師の「技」はどうしたら獲得できるのだろうか？それは『第1章. Ⅳ. 個から地域へ広げる活動の手法』の小見出しにヒントがある。すなわち，地域の人に教えてもらう姿勢で，地域の人を知る努力をし，すべてが「人」と「人」の関係のなかで顔を見て関わり，飽かずに連絡調整し，協働を実現させるために気長に動くことでしか，地域の力もあるべき姿も見えてこない。そうやって地道に動く日々に，ある日地域が動く瞬間が訪れる。それに出会うことは保健師人生にとっては最高のプレゼントになる。「技」を獲得するための詳細についても第1章に記述があるのでぜひ参照されたい。

保健師の「技」カテゴリー

枠組み	カテゴリー	章・ページ	技
個人・家族	エンパワメント	11-2	【住民の主体性を向上させる技】
		12-2	【会の協力者を増やす技】
		12-4	【成功体験が積み重ねられるような支援を行う技】
	平常時からの危機管理(予防)	7-1	【平常時からの危機管理の技】
	教育	4-2	【住民の生活実情にあわせた指導を行えるよう支援する技】
		6-3	【人材を育てる技】
	ケア提供	3-3	【生活技術を支援する技】
	コーチング	5-3	【行動変容のための強化を行う技】
		5-4	【参加継続を支援する技】
		6-1	【会員の自己効力感を挙げる技術】
		10-3	【自己決定を促す技】
	人的資源の掌握	4-1	【地域の人的資源を把握し,活用する技】
		10-1	【組織の要となるキーパーソンを選定する技】
		6-2	【日頃から人的資源を把握する技】
	代弁者	8-5	【住民の声として発言する場を確保する技】
小集団	関係づくり(ネットワーク化)	3-1	【顔の見える関係作りの技】
		3-2	【本音が表現できるよう事前の根回しや支援を行う技】
		4-5	【参加者が地域でつながるための技】
		9-1	【施設内で母親同士が交流できる事業を企画する技】
		9-3	【地域と組織の人材を交流させる技】
		9-4	【地域での生活を見据えたネットワークづくりの技】
		11-6	【集団の関係性を見極める技】
		12-5	【会員が主体的に動ける橋わたしの技】
	ファシリテーション	5-2	【合意形成の技】
		10-4	【発言を促す技】
		10-5	【住民の声を目標にすり合わせてキャッチする技】
		11-1	【ファシリテーションの技】
	場づくり	4-3	【参加者全員が安心して参加し,楽しめる場作りの技】
		4-4	【集団と個を同時に見て,必要性と適切な対応を判断する技】
		8-2	【形成した場の安心と安全確保の技】
		10-2	【発言しやすい雰囲気作りの技】
		12-3	【魅力ある場を設定する技】
組織	事業化	3-4	【好機を捉え,活動を起こす技】
		10-6	【事業継続を支援する技】
		11-5	【活動の振り返りによる評価を行い,次年度の方向性を見極める技】
	資源獲得	8-4	【活動に必要な資源獲得のための調整の技】
	組織支援	8-3	【グループの発展過程のアセスメントとエンパワメントの技】
		11-3	【先駆的な活動の把握と情報提供の技】
		12-1	【見通しをもったグループ育成の技】
	研究開発	7-2	【関係機関と協働し,ツールを開発する技】
		11-4	【効果的な教材の作成と提供の技】
		8-1	【課題の明確化のための統計資料や聞き取り調査による資料作成の技】
地域	地域内外への活動周知	7-3	【市全体を巻き込み,まちづくりとして事業化する技】
		9-2	【活動の効果的な PR・情報提供・プレゼンテーションスキルの技】
	まちづくり	7-4	【地域住民と協働できる技】
		8-6	【地域の関係団体へ活動の PR と社会変容の技】
	政策化	3-5	【事業を拡大し地域に広げる技】
	地域のあるべき姿	5-1	【地域の将来像(めざす姿)を描き目標化する技】

家庭訪問

―精神障害者の家庭訪問から
生活支援事業への推進―

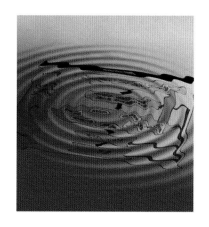

PDCAの展開図

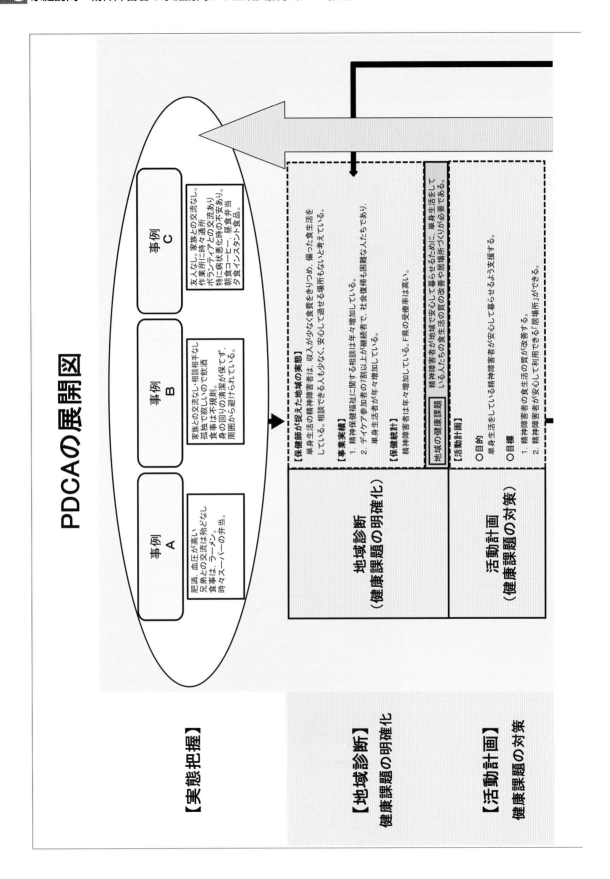

【実態把握】

事例A
肥満、血圧が高い
兄弟との交流は殆どなし
食事は、ラーメン、
時々スーパーの弁当。

事例B
家族との交流なし。相談相手なし。
孤独で寂しいので飲酒
食事は不規則。
身の回りの清潔が保てず、
周囲から避けられている。

事例C
友人なし。家族との交流なし。
作業所に時々通所
ボランティアとの交流あり。
特に病状悪化時の不安あり。
朝食コーヒー、昼食弁当
夕食インスタント食品。

【地域診断】
健康課題の明確化

地域診断
（健康課題の明確化）

【保健師が捉えた地域の実態】
単身生活の精神障害者は、収入が少なく食費をきりつめ、偏った食生活を
している。相談できる人もなく、安心して過せる場所もないと考えている。
【事業実績】
1. 精神保健福祉に関する相談は年々増加している。
2. デイケア参加者の7割以上が継続者で、社会復帰も困難な人たちであり、
単身生活者が年々増加している。
【保健統計】
精神障害者は年々増加している。F県の受療率は高い。

地域の健康課題　精神障害者が地域で安心して暮らせるために、単身生活をして
いる人たちの食生活の質の改善や居場所づくりが必要である。

【活動計画】
健康課題の対策

活動計画
（健康課題の対策）

【活動計画】
○目的
単身生活をしている精神障害者が安心して暮らせるよう支援する。
○目標
1. 精神障害者の食生活の質が改善する。
2. 精神障害者が安心して利用できる「居場所」ができる。

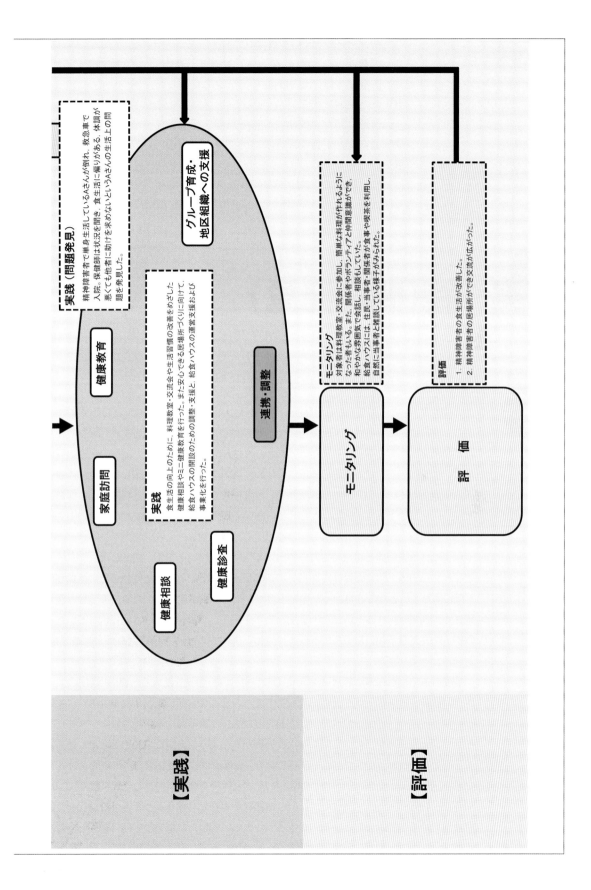

【実践】

実践（問題発見）
精神障害者で単身生活している人さんが倒れ、救急車で入院。保健師は状況を聞き、食生活に偏りがある、体調が悪くても他者に助けを求めないAさんの生活上の問題を発見した。

家庭訪問

健康教育

健康相談

健康診査

グループ育成・地区組織への支援

実践
食生活の向上のために、料理教室・交流会や生活習慣の改善をめざした健康教育やミニ健康教室を行った。また安心できる居場所づくりに向けて、健康相談のための開設やミニ健康教室・支援と、給食ハウスの運営支援および事業化を行った。

連携・調整

モニタリング

モニタリング
対象者は料理教室・交流会に参加。簡単な料理が作れるようになった者もいる。また、関係者やボランティアと仲間意識ができ、和やかな雰囲気で会話し、相談もしていた。給食ハウスには、住民・当事者・関係者が食事や喫茶を利用し、自然に当事者と雑談している様子がみられた。

【評価】

評　価

評価
1. 精神障害者の食生活が改善した。
2. 精神障害者の居場所ができ交流が広がった。

41

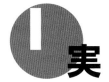

地域の概況及び保健事業の背景

　G保健所は2市1町を管轄しており，管内人口約20万人の保健所である。医療面では，大学病院や国公立の病院など，専門医療・救急医療でも恵まれた地域である。

　保健師は精神保健相談，家庭訪問，精神保健デイケア，危機介入，精神障害者家族会・精神障害者自助グループ支援，心の健康づくりに関する事業を担当している。

　単身で暮らす精神障害者の男性Aさんが自室で倒れていた。家庭訪問した保健師はAさんの抱えていた生活のしづらさを真のあたりにした。

1 実　践（問題発見）

家庭訪問

　1月の朝，Aさんの友人から保健所に電話が入った。「A君を訪問したところA君が倒れており，意識はあるが動けない」との事で，保健師は「救急車を呼ぶように」と伝えた。Aさんは以前からデイケアで関わっていた人である。Aさんは一人暮らしで，突然の病気の可能性が高く，すぐに来てくれる身内の人はこの地域にはいないことや，電話してきた一人暮らしの友人も動揺しているので直ちに家庭訪問し状況把握する必要があると判断した。保健師は直ぐにこの状況を上司に報告し，Aさん宅に急いで訪問することが先決だと担当の中で意志統一した。

　保健師は状況把握と緊急時の対応が出来る様に必要物品を揃え，訪問した。アパートに着き，Aさんの階下の新聞受けに2日分の新聞が溜まっていることを確認した。体調が悪くて1階に降りることができなかったのだろうか，既に昨日は倒れていたのだろうかと保健師は考えた。部屋を訪れると，友人が保健師を待っていた。「朝来たら，A君が倒れていたよ。何があったんだろうか。治るんだろうか」と言い，早くAさんを発見できなかった自分を責め，涙を浮かべていた。

　保健師は，病院に運ばれたAさんに必要な身の回りの物を友人と一緒に用意した。また，保健師は友人とAさんの生活状況を確認した。Aさんの台所は調理用品も少なく，果物ナイフ，フライパン，小鍋，ガスコンロ，皿のみがあり，冷蔵庫に食べ物は無く，米などの食材も全く見当たらなかった。玄関には，ごみ袋が2つあり，1つには弁当の空箱，他方にはインスタントラーメンの袋が詰め込まれていた。保健師はごみ袋を見て，改めてAさんはどんな食生活をしていたのだろうかと考えた。Aさんはデイケアに参加した時に食事について尋ねると，「食べている，お腹いっぱい」とお腹を手で抱えながら笑って答えていたが，具体的な食事の内容を聞いたことがあっただろうかと思い返した。保健師は何の疑いも持たず，表面的に「食べている」という言葉を受け取っていた。デイケアや個別相談で，保健師として関わってきたのか，保健師の役割を果たしていなかったのではないかとショックを受けた。

保健師は単身生活の精神障害者の食生活をはじめとする生活面に問題があると考えた。

Ⅱ 実態把握

　１人暮らしの精神障害者が生活面での多くの困りごとを抱えているのではないかと考え，特に食生活や他の人との交流，相談相手等の生活のしづらさに焦点をしぼり，実態を把握した。保健師は，Ａさんと病院で面接，他の当事者は家庭訪問やデイケア時に同意を得て面接し，生活の実態を把握した。

Ａさん　家庭訪問により把握
40 歳代後半　男性　統合失調症　単身生活者，デイケアに時々参加しており，自助グループの活動にも参加し，友人との交流はある。兄弟は市外に住み，ほとんど交流はない。
Ａさんは，倒れた後，救急車で市内の病院に運ばれたが，脳梗塞で麻痺もあり入院治療が必要となった。後日，面接した時のＡさんの話では，最近の食事はほとんど毎日ラーメンで，汁は全部飲んでいた。時々，スーパーで夕方の値段が安くなる時間に弁当を購入していた。コーヒーが好きで砂糖をたっぷり入れて飲んでいたとのことであった。倒れる前日から，身体の具合が悪かったが我慢していた。

Ｂさん　家庭訪問により把握
50 歳代前半　男性　統合失調症　単身生活者，訪問する人もめったにいない。掃除や洗濯など身の回りの清潔が保てず，周りの人から避けられている（度々異臭がする）。
肉親とは付き合いがなく，困った時に相談できる相手がいない，また孤独で寂しいと飲酒することが多く，食べたり食べなかったりの食生活である。

Ｃさん　デイケア時に把握
40 歳代後半　男性　統合失調症　単身生活者，作業所に時々通所。保健所職員やボランティアとの交流はあるが，他に友人はいない。市内に住む兄弟とも交流はない，休日は出かけることもなく，自宅で過ごしている。病気に対する不安があり，特に病状の悪化時に自分で対応できないのではないかと考えている。食生活は，平日は朝はコーヒーのみ，昼食は作業所で弁当，夕食はラーメンである。

事例からみえた
保健師の見立て 単身生活をしている精神障害者は，家族や地域の住民との交流が薄く，相談相手がいない。食生活に偏りがあり，食事ができない等生活上の問題をかかえながら暮らしていると考えられる。

III 地域診断

保健師の見立てをもとに，以下のように地域の実態を整理し，地域の課題を明確にした。

■ 保健師が捉えた地域の実態

1．単身生活の精神障害者は収入が少なく，食費を切り詰め，偏りのある食生活であった。相談できる人も少なく安心して過ごせる場所もない（表1，表2）。

2．在宅精神障害者が増加しているにも関わらず，社会資源は増加していない（表3，表4）。

表1　保健活動の中で，単身生活の精神障害者から聞き取った声

1．収入が少なく，食費を切り詰めている。
2．楽しみがない。
3．夜，心配事があって眠れないことがある。
4．困ったことを相談できる人がいない。
5．昼間，安心してゆっくり過ごす場所もなく，家にこもってばかりで，寂しい。
6．出かけるのは，保健所デイケアと病院受診の日のみである。

表2　単身生活の精神障害者の生活実態調査結果（調査者数 40 人）

1．食生活は単品料理が 75.0% と多く，日に 2 食以下が 72.5% であった。
2．安心して利用でき，交流出来る居場所がないと感じている人が 70% であった。
3．困ることや不安なことは，病気のこと 50.0%，食生活 45.0%，経済的な不安 20% 等であった。
4．精神面での病気に加え合併症を抱えている人は 72.5% で，生活習慣病 50.0%，貧血などのその他の病気は 22.5% であった。

表3　管内の在宅精神障害者把握数の推移　　単位：人

	在宅者数	%	入院者数	%	計
×1年	1,100	56.4	850	43.6	1,950
×2年	1,500	65.2	800	34.8	2,300
×3年	2,100	72.7	790	27.3	2,890
×4年	2,500	74.2	870	25.8	3,370

表4　管内(2市1町)の社会資源

	保健所デイケア	作業所	自助グループ	精神科病院	精神科クリニック
×1年	月1回(48回)	1箇所(定員20名程度)	1グループ	4(合計450床)	0
×4年	月1回(48回)	2箇所(定員20名程度)	2グループ	4(合計450床)	1

■ 事業実績

1．精神保健福祉に関する相談は年々増加している(表5)。
2．デイケア参加者の7割以上が継続者で，社会復帰も困難な人たちであり，年々平均年齢が高くなっている。また，デイケア参加者のうち，単身生活者は年々増加傾向である(表6)。

表5　精神保健相談の年次推移

	×1年	×2年	×3年	×4年
来所相談・電話相談(件数)	560	660	768	790
精神保健デイケア(参加人員)	447	690	745	798
訪問指導(件数)	247	240	250	255
総数	1,254	1,590	1,763	1,843

表6　精神保健デイケア参加者の年次推移

		×1年	×2年	×3年	×4年
延参加者数(人)		447	690	745	798
実参加者数(人)	男性	17	13	18	20
	女性	16	10	11	14
	合計	33	23	29	34
参加者平均年齢(歳)		33	34.2	36.2	37.6
単身生活者(人)		7	8	9	14
開催回数(回)		48	48	48	48
参加者処遇結果	継続者数(人)	19	13	23	25
	割合(%)	57.6	56.5	79.3	73.5

■ 保健統計

1．精神障害者数は年々増加している(表7)。県の精神疾患患者の受療率は他の県と比べると高い(表8)。

2．精神障害者保健福祉手帳所持者，精神通院医療利用者数は年々増加している（表9）。

表7　精神障害者数の年次推移
厚生労働省「患者調査」より　　　（単位　千人）

	×1年	×3年
精神及び行動の障害	1,777	2,237
神経系の疾患（アルツハイマー病，てんかん）	264	347
精神障害者数	2,041	2,584

表8　精神及び行動の障害の受療率
傷病分類・入院-外来・都道府県別より　（×4年）

	入院	外来
全国	255	176
F県	412	215

表9　精神障害者保健福祉手帳所持者・通院医療費公費負担
制度利用者数　　　　　　　　　　（F県）

	×1年	×2年	×3年	×4年
精神障害者保健福祉手帳	2,590	2,983	4,000	5,438
精神通院医療	3,088	4,026	6,060	7,000

明確になった
地域の健康課題

精神障害者が地域で安心して暮らせるために，精神障害者で単身生活をしている人たちの食生活の質の改善や居場所づくりが必要である。

Ⅳ 活動計画（健康課題の対策）

　担当者間で何度も意見を出し合い，単身生活者に焦点をあてた支援のための事業として，保健師が中心となり，素案を作成し，課内会議に提出，協議し，共通理解ができた。その上で，単身で生活する精神障害者の生活支援のための事業化をはかり精神障害を持つ人が安心して暮らせる地域づくりを目ざすこととした。計画書は所内での決裁を経て県庁に提出し，「単身生活者支援事業」として事業化が認められた。精神障害者単身生活支援事業として以下のように計画した。

■目的

地域で単身生活している精神障害者が安心して暮らせるよう支援する。

■目標

1．単身生活をしている精神障害者の食生活の質が改善する。
2．単身生活をしている精神障害者が安心して利用できる「居場所」ができる。

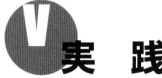

Ⅴ　実　　践

保健師は 3 年間でこれらの目標が達成できるように年次毎の計画を立て，所内で再度共通理解のための協議を行った。従来の定例の事業にもこの事業のプログラムを加え実施した。

1 精神障害者の食生活の質の改善をはかる

①料理教室・交流会の開催

地域の関係機関のメンバーに対して，単身生活者から日常生活上の困りごと，病気に対する不安な気持ち等を直接伝え，障害を持ちながら生活する事の困難さを理解してもらおうと考えた。特に料理を作る共同作業は本音で話し合えるチャンスになると考え，交流会を開催することとした。

単身生活の精神障害者には，案内文（**資料 1**）のタイトルを「"料理教室＆語りあう会"のご案内」とし，冒頭に本人の名前を記載する，挿し絵も手書きで入れるなど，分かりやすい案内状を作成した。また出来る限り手渡しで案内し，主催者の顔が見え，本人に対して気にかけているという思いを伝えることで，本人が参加への気持や関心を高め，会に参加しやすいようにと配慮した。

会は G 保健所で開催，参加費を安くし，簡単で栄養バランスのとれた季節感ある料理をグループに分かれてつくる作業で交流を深めるように工夫した。料理のメニュー・食材選びには，所内の栄養士に相談，助言を受けて毎回計画・実施した。

調理後は，精神障害者と行政，ボランティア等の関係者による懇談会を実施した。関係者に伝えたい生の声は，事前に声かけをし，ポイントを押さえ，精神障害者が不安なく発言できるように配慮した。懇談会では，精神障害者一人ひとりが話しやすいように，言葉を繋ぎながら意見を聞き，共感しながら発言内容をホワイトボードに記載した。

【顔の見える関係作りの技】
依頼文や案内は手渡しで，対面で説明を直接行い，共感を得，理解者を増やすことが重要。断られても，このようなことを進めているのだな，と理解を得られる。一人ひとりの状況に合わせた細やかな対応と，活動への理解を促す丁寧な説明が，積極的な参加につながる。

【本音が表現できるよう事前の根回しや支援を行う技】
人の前で，自分の意見がなかなか伝えられない方々には，事前の根回しとしての丁寧な打ち合わせが重要。発言時には言葉を少し添えて，気持ちと言葉での表現ができるように，表情と言葉で共感し何を言っても大丈夫という姿勢で促す。たどたどしくても，生の訴え・意見が一番他者に伝わり，納得を得られる。

料理教室&かたりあう会のご案内

　大きな台風が通り過ぎましたが，みなさんお元気ですか？　被害はありませんでしたか？

　すすきの穂がいっぱいに広がり，深まりゆく秋を感じますね。

　さて，保健所では主に単身で過ごしているみなさん方を対象に
「おいしい料理を作って，かたりあう会」を開催することにしました（下記のとおり）。

　料理は，日頃はあまり料理をしたことのない方でも，簡単にできるもの，材料費が安価なもの，さらに栄養面でも豊かなものをと考えメニューを思案中です。

　みんなで一緒に料理して，温かい雰囲気にひたりながら会食し，おしゃべりしましょう。

　ぜひご参加下さい。お待ちしています。
記
日時　○年 11 月 2 日(土)9 時 30 分～14 時
場所　保健所 1 階会議室(いつもの○○会の場です)
持参する物　料金 100 円
　　　　　　あればエプロン，タオル，米，野菜(何でもいいです)
申し込み　準備の都合がありますので，10 月 31 日(木)までにお知らせ下さいね。
　　　　　　　　　○○○○保健所　精神保健班

資料 1　料理教室&かたりあう会のご案内

　単身生活している精神障害者の実態調査の結果を伝え，情報や思いを共有できるようにした。

　保健師は，小グループ毎に食事を囲みながら話し合う機会も設定し，僅かな不安や困り事であっても，意見が伝わるよう配慮した。

　保健師は会の様子や意見が理解しやすいように，写真を入れた事業報告書で所内を回覧し，他の職員に情報提供した。また写真を入れた報告書を県庁の担当者に直接持参し報告した。この事は，担当課職員が精神障害者の生活上の困難の実態について理解を深めることに繋がった。

②総合福祉会館で週 1 回開催

　保健師は，精神障害者が地域で暮らしていくためには料理教室・交流会の回数や内容の充実が必要だと判断した。

　料理教室・交流会は精神障害者の食生活の改善と生活面での不安や相談・助言の場やボランティア，関係機関の職員との交流による関係づくりやコミュニケーションの向上を目指す場として位置づけた。当事者や関係者の要望で，身近な市の総合福祉会館に会場を移し，週 1 回定例で開催する事にした。開催にあたり，保健師は社会福祉協議会に会の活動状況について説明し，理解と協力を得た。また，精神保健ボランティアの会が市のボラ

ンティア連絡協議会に所属しているため，会館使用料が無料となった。

　参加費は低料金を設定し，予算内で材料を購入し，食品選びの体験ができるように一緒に買い物にいくプログラムを実施した。単身生活の精神障害者やデイケア参加者等が参加し，ボランティア会員も毎回参加し，家族や県精神保健センターの職員の参加，協力も得られた。

　料理教室・交流会のプログラムは，ミーティング，材料の購入，料理，会食，ミーティング，かたづけ，健康相談で構成した。また季節感のあるプログラムをみんなで考え，旬の物の採取や献立を考えた料理づくりで，食感・味・香りを楽しめるよう工夫した。

　普及啓発のための広報として，保健師は「料理教室・交流会」の開催目的や年間日程のチラシを作成し，単身生活をしている精神障害者やデイケア，作業所，自助グループの会，家族会，ボランティア，関係機関，病院外来などに配布した。少しでも多くの精神障害者がこの会に繋がることで，孤独感や孤立を予防でき，また入院中で地域の人とのつながりがない人が退院する際に安心感が持てると考えて，参加を呼びかけた。

　保健師は精神障害者に対する住民の理解を得るため，参加者の同意を得て，地元新聞社にこの活動を情報提供した。新聞記者の関心は高く，事業開催の経緯も含め，新聞の一面に記事として掲載された（**資料２・３・４**）。

　保健師は，多くの人たちの食生活の改善に役立つようにと，料理教室で活用した簡単に作れる料理を絵でわかりやすく記載し，「みんなの料理教室」として冊子を作成し，教室参加者や希望者に配布した。

　単身生活の精神障害者は生活習慣病の合併症を持つ人が多いため，健康教育や健康相談の場を設けた。血圧測定や健康相談を行ったり，生活習慣病予防を中心に「野菜を食べる工夫」等を健康教育のテーマとして実施した。

2 障害者が安心できる居場所づくりをすすめる

①給食ハウス実現に向けての意識を向上・開設準備

　料理教室・交流会，デイケアなどで，多くの関係者が集まった時に「優しいおばさんが，にこっと笑って迎えてくれて，安くておいしい食事が食べられたらいいね。どこかに空いてる食堂はないかね」という話題がしばしば出るようになった。また料理教室・交流会で，「料理作りはしなくても，食べるだけでも来ていいよ」との意見が出始めた。保健師は参加している自分たちの食事づくりだけでなく，他の人の食事にまで目が向き始め，食事づくりを通して精神障害をもつ参加者やみんなの心が豊かになってきていると判断した。

　保健師は参加した精神障害者・家族・関係者とも，給食ハウスが共通の話題になってきており，「給食ハウスをつくろう」とみんなの気持ちが高まっている今が，給食ハウス（居心地の良い場となる）を開設する好機だと判断し，実現に向けて活動を始めることにした。

　保健師は所内の精神保健担当職員や関係者と話し合い，①安価で楽しく食事が摂れ，食生活の改善が図れる，②気軽に集え，安心した雰囲気で居心地良く過ごすことが出来る，③情報が交換できる，④障害者の可能性を

【生活技術を支援する技】
料理づくりだけでなく，買い物などで生活体験を積み重ねることができるようプログラムを工夫する。この小さな体験の積み重ねが，地域で暮らす自信をつけることにつながる。

【好機を捉え，活動を起こす技】
気持の高まりをキャッチし，逃さず，事業を起こす機会とする。そのためには，当事者の思いを丁寧に拾い，受け止め，心を一つにできるよう調整し，気持ちを高めることが重要。

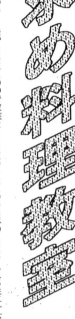

交流求めの料理教室

料理づくりでこぼれる笑顔！――心に病を持つ人を対象に市総合福祉会館で開かれている「料理教室と交流会」が好評だ。精神障害者のなかには、その病気の性格上、ひとり暮らしの人も少なくない。とくに男性にとっては料理や家事は大変な"日常業務"。月三回、定期的に開かれるこの料理教室は「料理のレパートリーが増えた」「みんなで食事をするのがとっても楽しみ」と、彼らの心の扉を確実に開き始めた。

活。さらにこの中で家族とりで暮らしていると思わの死別などで百数十人がひれている。昨年九月、独居の四十人（男性二十六人、女性十四人）から聞き取り調査したところ▽十年以上

保健所が
単身者支援で着手

○○○保健所が取り組んでいる事業。そのきっかけとなったのは心に病を持ち、○○○市内でひとり暮らけとなったのは心に病を持つ、そういったひとり暮らち、○○○市内でひとり暮らしの障害者をサポートする

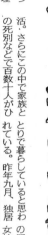

茶わん蒸しと、サバのミソ煮に挑戦したきょうの料理教室（福祉会館で）

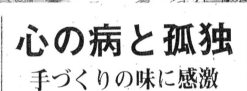

心の病と孤独
手づくりの味に感激

資料2　「料理教室・交流会」の新聞記事

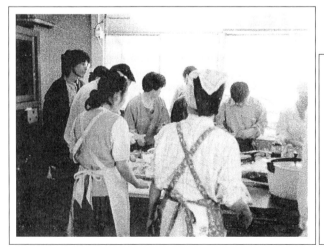

資料3　「料理教室・交流会」

料理教室を実施して～参加者の意見から

・みんなと料理をして、たのしかった。とてもおいしかった。
・自分の家でやってみたい。
・他の誰とでもいっしょに料理が作れそうな気がする。
・料理づくりって案外面白いね。
・みんなで食べるのが嬉しかった。
・料理はむつかしかったが、みんなのお陰で明るい気持ちで料理できた。
・さわやかな気持ちになった。
・切ったり、煮込んだりとても料理づくりが楽しい。
・今度は、他のものを作ってみたい。こんどは、上手に作りたい。
・これからも、いろんな料理を作りたい。

資料4　参加者の声を保健師が意見として整理した

広げる体験ができる場づくり，を目標に，地域の利用しやすい場所に，居
心地の良い「食事の提供のできる場（給食ハウス）」の開設を目指すことにし
た。

　保健師は，開設に向けて保健所内の共通理解が得られるように随時，事
業の進捗状況の報告や協議の機会を持つなど調整し，併せて管内の関係機
関への情報提供や調整を行った。

　給食ハウスに関心を持っていた精神障害者の一人から，交通の便利の良
い地域で，保健所からも近い借家の情報提供があり，直ちに所内で協議の
結果，開設に向けて G 保健所として推進することへの了解が得られた。さ
らに，家主との交渉の上，現地を見学し，関係者・参加した精神障害者と
開設について検討した結果，家賃や立地条件も良く，近隣の理解も得られ
たこと等，一定条件が整い，関係者も協力することを共通認識の上で，給
食ハウス開設に向けて活動展開することを決定した。その後，保健師は，
関係者と一緒に家主やその他の問題となる所には出向き，給食ハウスの趣
旨等を説明し理解を得られるようにした。

　給食ハウス開設に向けての準備やオープンまでに必要なことなど関係者
が自主的に取り組めるよう支援した（借家契約，給食ハウス開設準備委員会
の設立・開催など）（**資料 5**）。

②運営ボランティア発掘・運営支援

　保健師は健康教室で出会った H さんが，給食ハウスのボランティアに適
任と考え，趣旨を説明したところ， H さんは関心を示された。保健師は
H さんにデイケアに参加してもらいタイミングを見ながら参加している精
神障害者との関係づくりを調整し，H さんはボランティアとして活動する
決心をした。

　保健師は，たびたび給食ハウスを訪れ，ボランティアに声をかけ，いつ
でも相談にのることを伝え，徐々に自立できるように支援した。

　定例の運営会議を開催し，当事者・ボランティア・行政及び病院・施設
関係者・家族等が意見を自由に述べあい運営できるようにした。

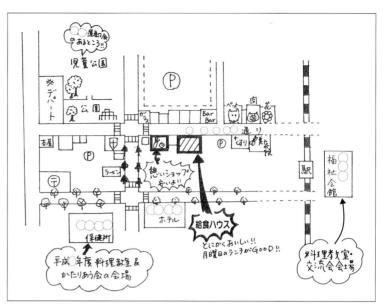

資料5　給食ハウスのマップ

【事業を拡大し地域に広げる技】
成功事例を，狭い地域や管轄地域のみで終わらせることなく，広域に，そして県内にと視野を広げて事業を拡大していくことが重要。それは，サービスの均等化・平等化を進めることや，事業化の方法を他の地域にも伝えることにもつながる。

③給食ハウスの継続・事業化への働きかけ

保健師は，給食ハウスの開設の経緯や精神障害者の利用者や関係者の声をまとめ，県庁や県内関係者にも情報提供し，報告した。また，学会にも発表した。

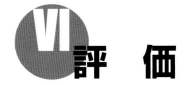

　　保健師は，料理教室やデイケア開催時や給食ハウスの訪問時に，当事者やボランティア・家族会会員等から参加時の様子を把握した。また関係者からも機会ある時に情報を得た。料理教室・交流会の参加者は，和やかな雰囲気で会話をし，心配なことを相談していた。最初は食べるためだけに参加していた人が，少しづつ役割を担うようになってきた。

　　給食ハウスでは，住民・関係者・精神障害者が食事や喫茶を利用し，お互いに自然に雑談をしている様子を見かけた。

1 精神障害者の食生活の質が改善した

①料理教室の参加者は，簡単な料理を作れるようになり食生活の質が改善した。

②1人暮らしをしている20人が時々給食ハウスを利用し，他の人と交流しながらバランスのとれた食事を摂ることができるようになった。

2 精神障害者の居場所ができ交流が広がった

①精神障害者のみならず一般の市民も半数以上参加しており，誰にとっても安心できる居心地のよい場となった。給食ハウスの50日間の利用者は1日平均22人，延1,100人であった。

②給食ハウスや料理教室で知り合ったボランティアや参加者がお互いに声を掛け合うなど，自然に生活支援の場や人ネットワークができた。入院中の患者と病院職員（ソーシャルワーカー・医師・看護師など），市福祉事務所職員なども同伴で参加し，退院後の交流に繋がった。

③家主や商店街の人，地域住民と精神障害者との交流ができ，障害者への理解が深まった。商店街の活性化にも寄与した。

④給食ハウスの開設が精神障害者の生活支援の場のモデルとなり，県で事業化され，後に続く事業が効果的に展開できるようになり，県内の数カ所で実施されることになった。

第 4 章

健康教育

―高齢者クラブへの出前講座から
地域の認知症予防対策への展開―

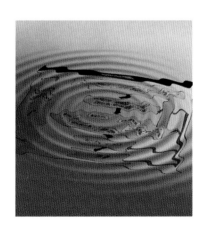

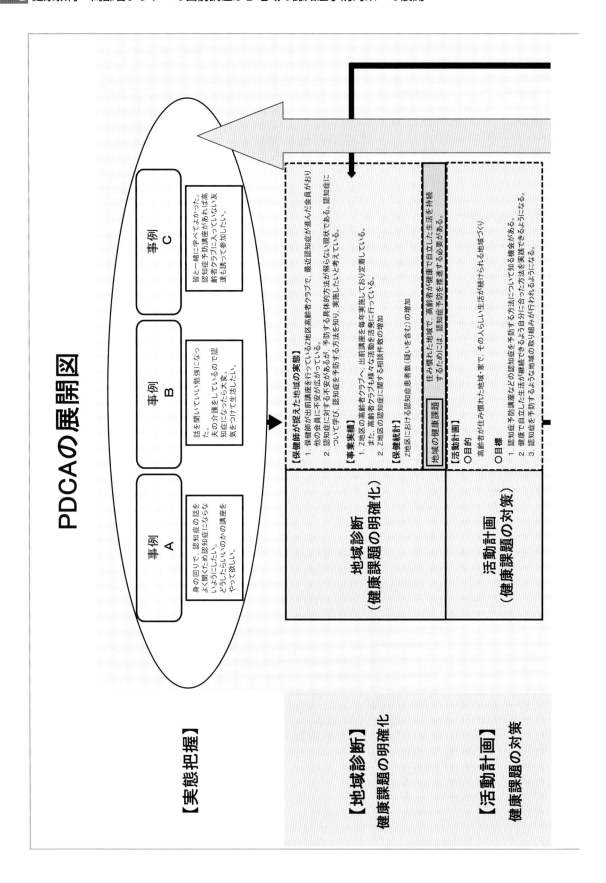

PDCAの展開図

【実態把握】

事例 A
身の回りで、認知症の話をよく聞くため認知症にならないようにしたい。どうしたらいいのかの講座をやって欲しい。

事例 B
話を聞いていていい勉強になった。夫の介護をしているので認知症になったら大変。気をつけて生活したい。

事例 C
皆と一緒に学べてよかった。認知症予防講座があれば高齢者クラブに入っていない友達も誘って参加したい。

地域診断
（健康課題の明確化）

【保健師が捉えた地域の実態】
Z地区の出前講座を行っているZ地区高齢者クラブで、最近認知症が進んだ会員がおり他の会員に不安が広がっている。
認知症に対する不安があるが、予防する具体的な方法が解らない現状である。認知症について学び、認知症を予防する方法を知り、実施したいと考えている。

【事業実績】
1. Z地区の高齢者クラブへ、出前講座を毎年実施しており定着している。
また、高齢者クラブも様々な活動を活発に行っている。
2. Z地区の認知症に関する相談件数の増加

【保健統計】
Z地区における認知症患者数（疑いを含む）の増加

地域の健康課題
住み慣れた地域で、高齢者が健康で自立した生活を持続するためには、認知症予防を推進する必要がある。

活動計画
（健康課題の対策）

【活動計画】
○目的
高齢者が住み慣れた地域・家で、その人らしい生活を続けられる地域づくり
○目標
1. 認知症予防講座など認知症を予防する方法について知る機会がある。
2. 健康で自立した生活が継続できるよう自分に合った方法を実践できるようになる。
3. 認知症を予防するような地域の取り組みが行われるようになる。

【地域診断】
健康課題の明確化

【活動計画】
健康課題の対策

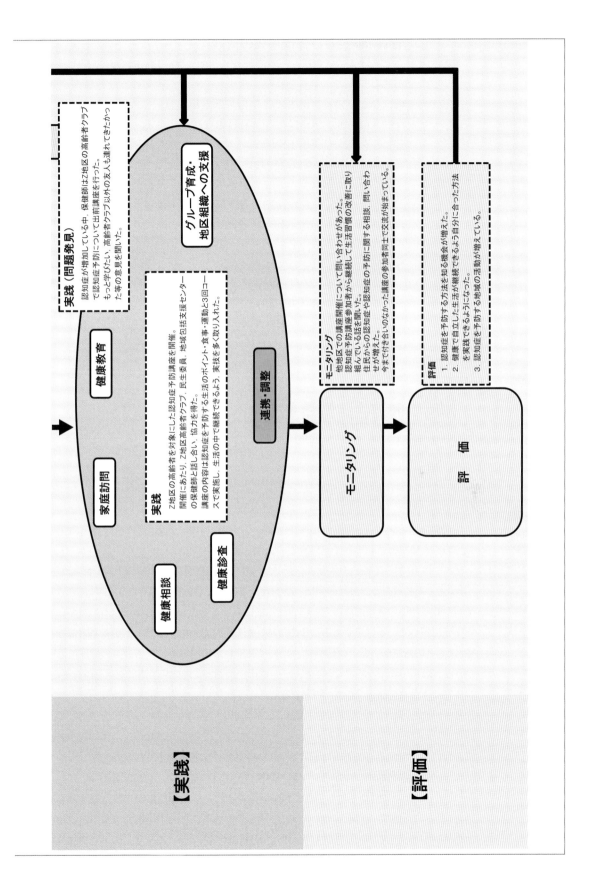

【実践】

実践（問題発見）

認知症が増加している中、保健師はZ地区の高齢者クラブで認知症予防について出前講座を行った。もっと学びたい、高齢者クラブ以外の友人も連れてきたかった等の意見を聞いた。

健康教育　家庭訪問　健康相談　健康診査

グループ育成・地区組織への支援

実践

Z地区の高齢者を対象にした認知症予防講座を開催。開催にあたり、Z地区高齢者クラブ、民生委員、地域包括支援センターの保健師と話し合い、協力を得た。講座の内容は認知症を予防する生活のポイント・食事・運動と3回コースで実施し、生活の中で継続できるよう、実技を多く取り入れた。

連携・調整

モニタリング

モニタリング

他地区での講座開催について問い合わせがあった。認知症予防講座参加者から継続しているとの話を聞いた。住民からの認知症や認知症の予防に関する相談、問い合わせが増えた。今まで付き合いのなかった講座の参加者同士で交流が始まっている。

評　価

【評価】

評価

1. 認知症を予防する方法を知る機会が増えた。
2. 健康で自立した生活が継続できるよう自分に合った方法を実践できるようになった。
3. 認知症を予防する地域の活動が増えている。

地域の概況及び保健事業の背景

　X市は人口13万人，都心部から30km圏にある。東部はY山地の山々が連なり，古くから農林業が営まれており，西部は丘陵地帯が広がり住宅街になっている。Z地区はX市東部の山間部に位置し，人口1万2千人，近年人口は減少傾向にある。高齢化も進んでおり，X市の高齢化率22％に対し，Z地区の高齢化率は27％である。

　Z地区の高齢者クラブは会員35名。しかし，体調がすぐれず参加できなくなっている会員や，プログラムの内容により参加したりしなかったりといった会員がいるため，いつも活動に参加しているのは25名程度である。活動は主にZ町自治会館の集会室で行っており，月に1回の定期的な活動に加え，カラオケ，グランドゴルフ，ダンス等の活動も熱心に行われている。

　Z地区担当保健師は高齢者クラブからの依頼に応じ，介護予防事業の一般高齢者施策により行われている出前講座として，生活習慣病予防や介護予防についての健康教育を実施している。

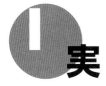

I 実　践（問題発見）

健康教育　保健師は以前から，X市で認知症が増加しており，日頃の保健活動の中で認知症の話題を多く耳にするなど，認知症予防対策の必要性を感じていた。

　H××年10月，Z地区の高齢者クラブ会長から，出前講座の開催依頼があった。

　「最近，高齢者クラブ会員の中に，認知症が進行し，活動に参加できなくなった方がいる。それを知った他の会員達は自分もいつ認知症になってもおかしくない。どうしたらいいのかと不安に感じている様子である。そのため，認知症にならないよう，予防する方法を教えて欲しい」との話であった。保健師は，以前に実施した出前講座の際の会員の様子を思い出しながら，会長の希望を細かく聞き出し，1回の出前講座で認知症予防に対する興味を持たせ，次に続くような健康教育の内容を検討した。

　H××年12月，Z地区担当保健師は，Z地区自治会館で1時間30分の講義形式で出前講座を実施した。内容は，認知症の症状，認知症になった時の心理状態と，認知症予防のために普段の生活の中で予防する方法について話をした。参加者は23名であった。

　保健師は講座を運営しながら，会員の表情や反応を確認した。会員は認知症に対し「怖い」「人に迷惑をかける」「何もわからなくなる」「歳をとったらしかたない。自分ではどうにもできない」といったマイナスのイメージと，認知症になることは不可抗力であるというあきらめの気持ちを持っていることを把握した。保健師は，各々が，日常生活の中で具体的に認知症予防に取り組むイメージが持てるような方法を，会員達の生活の場面である食事を作る，

買い物をする，趣味を楽しむ等の場面を想定し，話をした。そして認知症は生活の中で予防できること，早期に発見し，治療することが大切であることを伝えた。その際，Z地区から近い場所にあり，認知症に詳しい医師や専門職のいる相談窓口や医療機関を紹介した。また，今後，認知症について，もっと詳しく学ぶ機会があれば参加するか等，認知症予防への関心が上がるような問いかけをした。

保健師は参加者の意見が聞きたいと考え，講座の終了後，まだ会場に残っていた参加者の数名に対し，講座を聞いてどのように感じたか伺った。「認知症にならないようにしたい」「周りの人の変化にも気をつけようと思った」「認知症は病気で治療や予防もできることがわかった。でも自分はどうしたらよいか」等の意見が聞かれた。認知症に対する認識が教室後に変化してきている様子がうかがえた。地域住民が，認知症についてマイナスイメージを持っているがために，正しい予防行動がとれない現状があるのではないかと考えた。そこで地域住民の認識を聞いてみることにした。

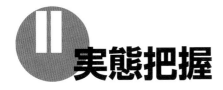

実態把握

保健師は高齢者クラブの会長や，講座終了後の参加者の言葉を聞き，住民が認知症に対してマイナスなイメージを強く持っていると感じた。出前講座を受講してどのようにイメージが変化しているか，認知症を予防する方法をもっと学びたいという意欲は高いのかという点に留意し，参加者に話を聞いた。

Aさん

70歳代，男性，町内会副会長
高齢者クラブの中心的な存在。家族に介護で面倒を掛けたくないと思っている。「身の回りで，認知症になった話をよく聞くようになった。認知症にならないようにしたい。どうしたらいいのかの講座をやって欲しい」と話した。

Bさん

60歳代，女性
夫と2人暮らし。夫の介護をしている。「夫は認知症だから，話を聞いていい勉強になった。夫の介護もあるので，私まで認知症になったら大変。私も気をつけて生活しないと」と笑顔で話してくれた。

80 歳代，女性

1 人暮らし。高齢者クラブの活動には欠かさず参加している。

「近所に徘徊をくり返す人がいるので今日は A さんに声をかけてもらって参加した。勉強になった。認知症について皆と一緒に学べてよかった。もっと詳しい話が聞きたい。今後，このような会があれば高齢者クラブに入っていない友達も誘って参加したい」と話してくれた。

 　身辺に認知症高齢者がおり，住民が不安に思っている現状であり自分で予防が出来ればやってみたいと思っている。今回の講座を受け，さらに学びたいという意欲が高まったと感じ今がチャンスだと考えた。

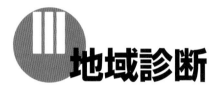

保健師の見立てをもとに，以下のように地域の実態を整理し地域の課題を明確にした。

■ 保健師が捉えた地域の実態

1．保健師は Z 地区の高齢者と多く関わり相談を受けている地域包括支援センターや，高齢者クラブ役員，民生委員などと情報交換できるように連絡調整し，Z 地区での認知症に関する事例や，町民の相談内容から現状を聞き出した。その結果，関係者も認知症の対応だけではなくその前の予防が重要だと感じていることを共有した。

2．Z 地区の住民は，身の回りで行方不明になった人や対応に困っている人について見聞きする機会が増えており，認知症に対する不安があるが，予防するにはどうしたらよいか具体的にわからない状態である。認知症について学び，予防する方法を知り，実践したいと考えている。

事業実績

1．介護相談は年々増えており，認知症に関する相談も増加している（表 1）。
2．Z 地区の高齢者クラブへ出前講座を毎年実施し，定着している（表 2）。
3．高齢者クラブでは様々な活動を活発に行っている（表 3）。

表1　Z 地区介護相談件数（延べ件数）

	X1 年	X2 年	X3 年	X4 年	X5 年
介護保険等各種申請	70	90	135	140	165
認知症に関すること	20	20	25	30	40
介護者支援	65	70	80	90	90
権利擁護	5	10	10	45	70
その他	25	90	90	105	130
合計	185	280	340	410	495

表2　出前講座のテーマ

	X1 年	X2 年	X3 年	X4 年	X5 年
介護保険		○	○	○	
認知症					○
生活習慣病	○		○	○	
健康づくり		○	○		
健康料理	○	○	○	○	

表3　高齢者クラブの活動内容

	X1 年	X2 年	X3 年	X4 年	X5 年
友愛訪問（月1回）	○	○	○	○	○
カラオケ（月2回）	○	○	○	○	○
グランドゴルフ（週3回）	○	○	○	○	○
ダンス（月2回）	○	○	○	○	○
縫い物教室（月2回）	○	○	○	○	○

保健統計

1．Z 地区の高齢化率は X 市全体よりも高い（表 4）。
2．Z 地区の認知症患者は 5 年で 2 倍に増えている（表 5）。

表4　高齢者数

区分	X 市	Z 地区
総人口	130,000	12,000
高齢者人口（65 歳以上）	28,600	3,240
高齢化率（%）	22%	27%

表5　Z地区における認知症患者把握数（疑いを含む）の増加（人数）

X1 年	X2 年	X3 年	X4 年	X5 年
65	80	85	105	130

明確になった地域の健康課題　高齢者が住み慣れた地域で，健康で自立した生活を持続するためには，認知症予防を推進する必要がある。

Ⅳ 活動計画（健康課題の対策）

　認知症の予防に対し，Z地区全体での取り組みは行われていなかった。しかしZ地区での出前講座を通し，保健師は地区全体で継続的に取り組むことが必要であると考えた。そこでZ地区の民生委員や地域包括支援センターの保健師にも呼びかけ，高齢者クラブの役員会で話し合いの場を持った。役員会では地域の現状が話し合われ，認知症の予防講座開催の必要性について同意を得られた。その上で保健師は参加者の話を聞き，講座の内容について，細かな点についても意向や希望を確認し，時間配分，会場設営，講師，実技内容，対象者と講座参加者の募集方法等を決めた。自主的に認知症予防に取り組めるよう実技を多く取り入れ，参加者が体験できる内容とすることで合意を得た。

　話し合いの後，高齢者クラブ会長と共に公民館長に相談し，認知症予防講座を公民館の高齢者講座としてZ地区全体を対象に実施することが決定した。

■ 目的

　高齢者が住み慣れた地域・家で，その人らしい生活が続けられる地域づくり。

■ 目標

1. 認知症予防講座などの認知症を予防する方法について知る機会がある。
2. 健康で自立した生活が継続できるよう自分に合った方法を実践できるようになる。
3. 認知症を予防するような地域の取り組みが行われるようになる。

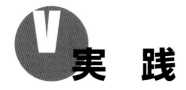

実　践

認知症予防講座を計画し実施した

1 認知症予防講座に向け話合いを持つ

　保健師は，Ｚ地区の高齢者が認知症予防に取り組めるよう講座を開催したいと考え，Ｚ地区高齢者クラブ会長に働きかけ，役員会の際に話し合う機会を得た。保健師は認知症予防講座開催後の展開も考え，関係者の情報共有が重要であると考え，Ｄ民生委員，地域包括支援センター介護予防担当職員Ｇ保健師に連絡調整を行い，会長や役員の了解のもと，役員会に出席してもらった。

　保健師は関係者全員が地区の健康課題を理解できるように会の進行を行い，①Ｘ市及びＺ地区の認知症の状況（Ｚ地区担当保健師）②Ｚ地区の介護相談と相談内容（地域包括支援センター介護予防担当職員Ｇ保健師）③介護予防講座の内容について情報提供し，話し合った。その際には関係者全員が発言できるよう配慮した。

　Ｚ地区で認知症に関する相談が増えている。認知症が進み，高齢者クラブに参加できなくなっている会員もいる。周囲で認知症になった方を見て，認知症にならないかと不安な気持ちを持っている人も多いようだ。等の意見が出た。日々の活動での各自の実感と，統計上の数値を重ね合わせて確認した。その後，教室について意見を聞いた。

　話し合いでは，高齢者クラブ会長より「今度は高齢者クラブの会員だけでなく，もっと大勢の人に参加して欲しい。私が公民館に頼んでみようと思う」，高齢者クラブ役員より「話を聞くだけではなく，実際に体を動かすなど体験ができるといい」「1回だけではなく，教室は2〜3回位は続けて実施して欲しい」などの意見や，民生委員より「誰でも参加できる講座だったら，是非参加して欲しい方が何人かいらっしゃるので，声をかけたい」などの話があり，地域包括支援センターＧ保健師より「地域包括支援センターへの認知症の相談も増えているし，認知症の予防について話を聞きたい人は多いと思う。是非，大勢の人に参加して欲しい」等の意見が出された。

2 認知症予防講座の計画と準備

　Ｚ地区の高齢者を対象にした3回コースの認知症予防講座を計画した。会場は高齢者の移動し易さを考え，公民館1階の会議室とした。講師には，地域包括支援センターＧ保健師やＺ地区高齢者クラブでも指導経験のある

【地域の人的資源を把握し，活用する技】
普段から住民も良く知っており，一方，住民や地域も良く知っている経験豊富な講師を選択することは，特に初回の教室企画では重要である。

【住民の生活実情にあわせた指導を行える支援する技】
対象者の生活実情を情報提供し，講師と共に目的や方法について協働で練り上げることは，教室の進行や効果にも大きな影響を与える。

管理栄養士，健康運動指導士を依頼した。今回の講座は初めての試みで，今後，認知症予防を拡大して行けたらとのねらいがあるため，Z地区の高齢者をよく知っており，高齢者への指導を豊富に経験している講師を選択した。更に，講座の周知のためチラシを作成し，市役所窓口，Z地区の民生委員，高齢者クラブ会員，地域包括支援センターへ講座のPR及びチラシ配布を依頼した。

認知症予防講座の実施にあたり，詳細な実施計画と教育媒体（講座テキスト・脳のトレーニング問題集・パワーポイント）を作成した。さらに各講師と打ち合わせを行った。実技にあたり，話し合いの結果と予測される参加者像を伝え，お互いに意見を出し合いながらプログラムを共に考えた。配布資料を作成，準備した。

また公民館職員と当日のタイムスケジュールを確認し，必要物品を準備した。

3 認知症予防講座を実施

①テーマ「認知症を予防する生活のポイント」

内容は，認知症の原因と症状について，認知症を予防する生活のポイントについての講義（資料1）と，脳のトレーニング問題を実技として行った。

講義では，認知症を予防するポイントとして，運動では有酸素運動が脳の血流を良くすること，食事では新鮮な野菜や果物，魚の摂取を心がけること，日々の活動では趣味や楽しみを持ち，調理の手順を考える，旅行の予定を立てるといった企画や計画をする行為が脳の働きを活発にすること等について話をした。加えて，気になる症状がある時には早めに相談や受診をする必要性を伝えた。

【参加者全員が安心して参加し，楽しめる場作りの技】
保健師は，住民が教室に参加し，取り組みやすい資料作りを行い，また住民に，成否にこだわりすぎず，集中して取り組めるよう働きかけている。特に認知症予防の教育内容は課題が出来ないことでマイナスのイメージにつながらないよう楽しんでできる配慮が必要である。

【集団と個を同時に見て，必要性と適切な対応を判断する技】
集団に関わると同時に，その中で気になる個人にも留意することが重要である。違う担当者を対応させ状況を把握し，地域の中で見守りができるような人的資源との連携を行うことは重要である。

実技では，ゲーム感覚で行える脳のトレーニング問題として，かなひろいテストと時計描画を行った。保健師は脳のトレーニング問題を作成するにあたり，カラー刷りでイラストを入れ，取り組みやすい雰囲気になるよう工夫した。また，参加者が問題の正答にこだわり過ぎないよう，制限時間に集中して物事を行うことで脳が活発に働くことを伝え，解答にはこだわらなくて良い事を伝えた。

保健師2人で担当し，常に会の雰囲気に気を配り，意見を出しやすいように配慮した。多くの参加者は楽しそうに，熱心に取り組んでいた。しかし問題が出来ずに怒り出し，途中で投げ出してしまう参加者がいた。会の進行係以外の保健師が対応した結果，その方は軽い認知症が疑われ，今後，個別の対応が必要になることも予測された。そのため，担当地区の保健師は講座の後，民生委員と相談し，地域での生活も含め継続して様子を見守ることを共通認識した。

②テーマ「認知症を予防する食事」

内容は，講義と実技を合わせて行った。講義では，高齢期のバランスの良い食事が認知症を予防することや食事の献立のポイントを解りやすく説明した。実技は献立作成を行った。自宅にある食材をどのように組み合わせて食事を整えるか，紙上で献立を立て，シュミレーションをしながら考

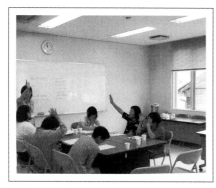

資料 1　認知症を予防する生活ポイント

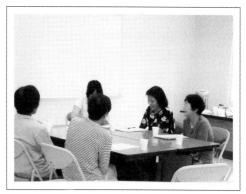

資料 2　なごやかな雰囲気での話合い　認知症を
　　　　予防する食事について考える

えられるように工夫した(**資料 2**)。その際，グループに分かれて献立を立
てた。手助けを必要とする場面もあったが，参加者同士で協力し合い，全
てのグループが献立を完成することが出来た。保健師は，実技を行うグルー
プを，なるべく近くに住む人同士で設定した。今までは近隣に住みながら
交流がなかった参加者同士が顔なじみになるように考えた。

③テーマ「認知症を予防する運動」

　内容は，運動と認知症予防について講義を行った後，体調チェックとス
トレッチ，認知症を予防する有酸素運動の一つとして，椅子に座って行え
る運動の実技を行った。プログラムを計画した時点で，参加者の体力レベ
ルに個人差があると考えられたため，体力の低下している高齢者でも参加
出来るよう配慮し，途中で休んでも目立たないように椅子に座って行える
内容とした。また講座を行った会場は広さが限られており，ぶつからず，
参加者同士が気兼ねなく運動を行えるようにとの判断もあった。自分のペー
スで行えるプログラムであり，全員が楽しそうに参加し，和やかな雰囲気
となった。講座の機会だけでなく，運動が自宅でも継続できるよう資料を
配布した。

　3 回の認知症予防講座を通し，保健師は参加者からの声を聞き，この講
座をきっかけに今後も認知症予防の活動が持続でき，自主活動につなげる
ことができると考えた。

【参加者が地域でつながるための
技】
教室で得た人間関係が地域でも反
映され，つながりを作っていける
ように，グループ作りなどで配慮
することも有効である。

モニタリング

　予防講座の際，高齢者の家族や他地区の住民，普段はなかなか外出しない高齢者も参加した。その後，他地区でも開催してくれないかとの問い合わせがあった。

　保健師は予防講座中や終了後に，参加者から皆でやると楽しい，自宅でも続けたいなど学んだことを継続していこうという旨の発言を聞いた。その後，講座の参加者に会った際に，食事に気をつけたり，運動を続けている，という話を聞くことが出来た。また高齢者クラブへの出前講座の際，認知症の予防を意識した有酸素運動を取り入れようと計画を立てているところを見かけた。

　さらに地域包括支援センター G 保健師からは認知症や認知症の予防方法に関する相談が増えているという情報を得た。

　D 民生員からは今まで付き合いのなかった認知症予防講座の参加者同士が，スーパーで楽しそうにやりとりをしている様子をみかけた，との話を聞いた。

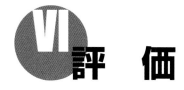

Ⅵ 評　価

1 認知症を予防する方法を知る機会が増えた

①公民館から講座開催の依頼があった。

　認知症予防講座が好評だったため，今後も認知症に関する講座を定期的に行って欲しいと公民館から依頼があった。

②市内全域に認知症予防講座が広がった。

　他地区の住民が興味を持ち，参加した。ぜひ同様の講座をやってほしいとの要望があり，他地区でも認知症予防講座を実施した。その後 X 市内全域で高齢者を対象に認知症予防講座を開催することになった。

2 健康で自立した生活が継続できるよう，自分に合った方法を実践できるようになった

①講座参加者の生活習慣が変化した。

　講座終了後，高齢者クラブで認知症を予防するための活動を企画した。近隣の住民や友人を誘って有酸素運動を始めた，娘と一緒に食事の献立を考え，家族ぐるみで生活改善に取り組むようになった等，参加者が自分の生活に合わせた認知症の予防を続けることができるようになった。

②認知症予防講座の参加者が継続して運動に取り組んでいる。

　Z 地区高齢者クラブでは，自主活動として独自に講師を依頼し，講座で実施した運動を継続している。

3 認知症を予防する地域の活動が増えている

①認知症予防講座をきっかけに高齢者の交流が増えた。

　認知症予防講座をきっかけに近隣でも交流のなかった高齢者同士が顔なじみになり，声を掛け合う間柄になった。

②高齢者クラブの参加者が増えた。

　高齢者クラブにいつも参加している会員は 25 名程度であったが，高齢者クラブの関係者，民生委員，公民館，地域包括支援センターの職員などが必要性を感じ PR したことで，参加者は 2 倍近くに増加した。

③認知症予防講座が新しい社会資源になった。

　地域包括支援センターに認知症に関する相談が増え，認知症予防のために公民館で行う認知症予防講座を紹介しており，地域に新しい社会資源ができた。

④**認知症予防を意識した栄養教室の依頼が増加した。**

認知症予防を意識した，栄養バランスの良い献立の調理実習を含む，高齢者向け栄養教室の依頼が増加した。

おことわり：本章の写真は，事例とは関係がありません。

健康教育

―生活習慣病予防教室から
地域の健康づくり計画参画への展開―

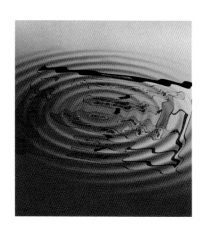

PDCAの展開図

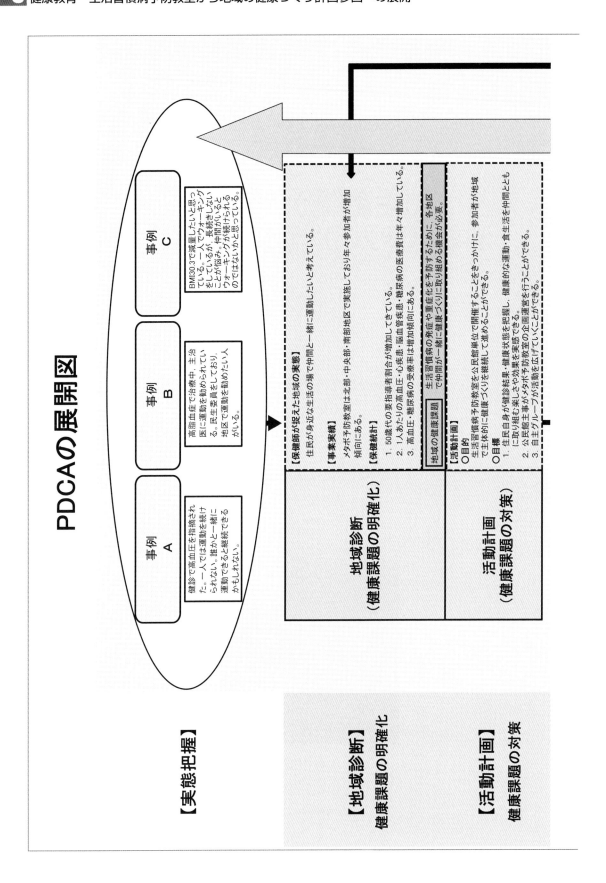

【実態把握】

事例A
健診で高血圧を指摘された。一人では運動を続けられない、誰かと一緒に運動を継続できるかもしれない。

事例B
高脂血症で治療中、主治医に運動を勧められている。民生委員をしており、地区で運動を勧めたい人がいる。

事例C
BMI30.3で減量したいと思っている。一人でウォーキングをしているが、長続きしないことが悩み。仲間がいるとウォーキングが続けられるのではないかと思っている。

【地域診断】
健康課題の明確化

【保健師が捉えた地域の実態】
住民が身近な生活の場で仲間と一緒に運動したいと考えている。

【事業実績】
メタボ予防教室は北部・中央部・南部地区で実施しており年々参加者が増加傾向にある。

【保健統計】
1. 50歳代の要指導者割合が増加してきている。
2. 1人あたりの高血圧・心疾患・脳血管疾患・糖尿病の医療費は年々増加している。
3. 高血圧・糖尿病の受療率は増加傾向にある。

地域の健康課題
生活習慣病の発症や重症化を予防するために、各地区で仲間が一緒に健康づくりに取り組める機会が必要。

【活動計画】
健康課題の対策

【活動計画】
○目的
生活習慣病予防教室を公民館単位で開催することをきっかけに、参加者が地域で主体的に健康づくりを継続して進めることができる。
○目標
1. 住民自身が健診結果・健康状態を把握し、健康的な運動・食生活を仲間とともに取り組む楽しさや効果を実感できる。
2. 公民館主事がメタボ予防教室の企画運営を行うことができる。
3. 自主グループが活動を広げていくことができる。

70

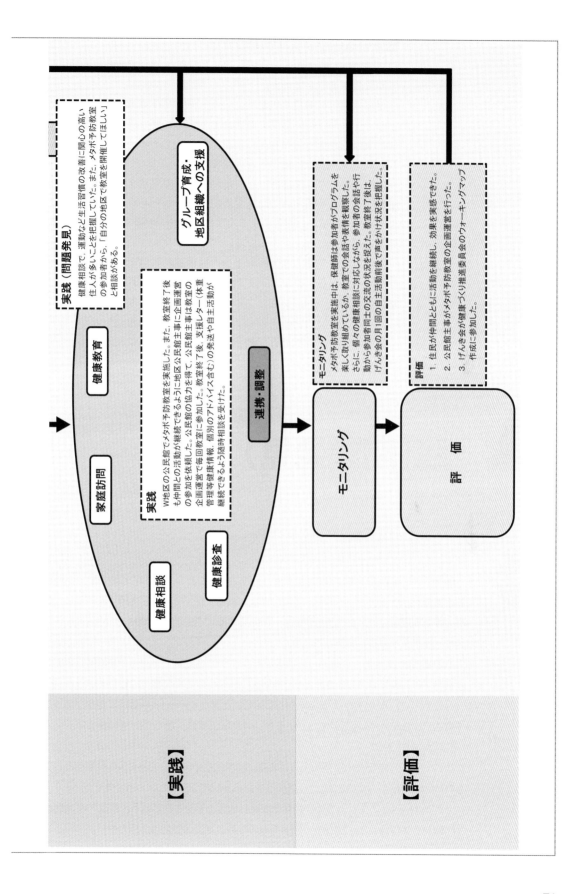

【実践】

実践（問題発見）

健康相談で、運動など生活習慣の改善に関心の高い住人が多いことを把握していた。また、メタボ予防教室の参加者から、「自分の地区で教室を開催してほしい」と相談がある。

健康教育　家庭訪問　健康相談　健康診査

グループ育成・地区組織への支援

実践

W地区の公民館でメタボ予防教室を実施した。また、教室終了後も仲間との活動が継続できるように地区公民館と企画運営の参加を依頼した。公民館の協力を得て、公民館主事は教室の企画運営で毎回教室に参加した。教室終了後、支援レター（体重管理等健康情報、個別の健康相談や自主活合いのアドバイス含む）の発送や自主活動が継続できるよう随時相談を受けた。

連携・調整

モニタリング

メタボ予防教室を実施している中は、保健師は参加者がプログラムを楽しく取り組めているか、教室での会話や表情を観察した。さらに、個々の健康相談に対応しながら、参加者の会話や行動から参加者同士の交流の状況を捉えた。教室終了後は、けんさ会の月1回の自主活動前後で声をかけ状況を把握した。

評価

1. 住民が仲間とともに活動を継続し、効果を実感できた。
2. 公民館主事がメタボ予防教室の企画運営を行った。
3. けんさ会が健康づくり推進委員会のウォーキングマップ作成に参加した。

【評価】

地域の概況及び保健事業の背景

　F 市の総人口は約 8 万人で、出生数は減少傾向であり高齢化率は 19.3%で高齢化が進行している。

　北部は農山村地域が広がり、農業・漁業及び兼業が多く過疎化が進んでいる。中央部は行政機関や商店など生活の主要な機関が密集している。南部は海岸部となっており人口が集中し、鉄工業の関連の中小企業が多くあり、製造・建設業に従事する人も多い。

　F 市の健康づくり計画では、市民の健康の現状を踏まえ、糖尿病・高血圧症など生活習慣病の予防を健康課題の一つとし取り組んでいる。壮年期からの生活習慣病の改善による疾病の発症予防活動の一つとして健康相談・予防教室などに取り組んでいる。

　保健師は、栄養士・歯科衛生士・健康運動指導士(外部講師)と男性料理教室・高齢者運動教室・メタボ予防教室など各種教室を実施している。教室参加者が継続的に交流し主体的に健康づくりに取り組むことができる自主グループ活動の支援を行っている。また、健康相談や栄養・歯科相談を各地区で毎月 1 回実施し、健康相談者の健康状態や相談内容から保健師は相談者に各健康教室の参加へつなげることもある。

① 実　践(問題発見)

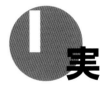

　保健師は、担当地区を公民館単位で受け持ち活動しており、健診結果要指導者に健康相談、健康教育を行っている。健診受診者で、血圧、血糖、肥満などの要指導域者に対し、生活習慣改善の支援を行うメタボ予防教室は、市内を北部・中央部・南部の 3 つの区域に分け、各区域で受講者を募集し実施している。

　市の南部は W 地区・G 地区・K 地区があり、今回 G 地区でメタボ予防教室を実施した。教室終了後、参加者 A・B さんから「家の近くの友人 C さんに教室に行っていると話したら自分の住んでいる W 地区で教室をやってほしいと言っている」と保健師に相談があった。参加者 A・B さんは W 地区に住んでいるが、メタボ予防教室が G 地区で開催されていることを知り参加していた。

　この W 地区は鉄鋼業の工場があり、昭和 60 年代初めにそこで働く人の住宅街として開発された地区である。そのため、50 歳代後半から 60 歳代の割合が F 市全体で約 5%に対し、W 地区は約 9.8%であり、今後、高齢化が進む地区と予想されている。また、W 地区は住宅開発時から住み始めた住民が多く顔馴染みのため、地区保健関連の協力や参加は得られやすい地区である。

W 地区の月 1 回の健康相談で，担当保健師は，BMI28.5 の肥満傾向の相談者から，「何が食べすぎか分からない。自分の食事をどうしたらいいか知りたい」，血糖値が高い相談者から「毎日，歩いている。歩くと体の調子はいいし，気持ちがいい」と話しを聞いている。食事や運動等の生活習慣での悩みがある住民や改善に取り組もうとしている住民がいることを保健師は把握していた。また，F 市の健康づくり推進協議会の話し合いで，住民代表の委員から「医療費が高く，合併症がある糖尿病や脳血管疾患に罹りたくないと思っている」と意見が出され糖尿病や脳血管疾患予防のための健康づくりに取り組むことが課題として挙がっていた。今回の A・B・C さんの話をきっかけに，W 地区の住民が運動習慣を継続できる場をつくることで，W 地区住民の健康づくりのきっかけになると保健師は考えた。

保健師は支所から地区へ訪問をしている。また，日頃の活動の中で，公民館長（支所長兼務）・公民館主事など職員から地区の高齢者○○さんを最近見かけないなどの地区住民の様子を把握することもあった。W 地区担当保健師は，公民館長，公民館主事に，A・B・C さんの話は W 地区住民全体の健康課題と考え W 地区の住民や公民館と協力して支援していきたいことを伝えた。公民館長，公民館主事とも，「公民館ができることがあれば遠慮なく相談してほしい。話を聞こう」と了解を得た。そこで，まず保健師は住民同士で，健康づくりを実践していく機会が十分にないのではないかと考え，W 地区の住民の運動や食事などの生活習慣改善の取り組みを把握しようと考えた。

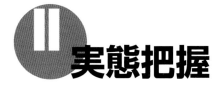

実態把握

保健師は，住民が地区の研修会や行事の話し合いは公民館を利用することが多く，住民は公民館を身近な場所と感じていると考え，A・B・C さんとの話し合いを W 地区公民館で行うことにした。

A・B・C さんに，W 地区の健康づくりの進め方の今後のことを考えたいので，一度，日頃の食事や運動の状況やメタボ予防教室を W 地区で参加したいという思いについて話しを聞かせてほしいと伝え，日程を調整し W 地区の公民館で，話し合いの機会を設定した。

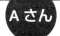 **A さん**

50 歳代　女性　主婦

A さんは，1 年前夫の地元である W 地区に他市から転入してきた。娘家族が市内におり孫の世話など家族と過ごすことが多く，積極的に地区で友人を作ることはなかった。A さんは W 地区に知り合いはいなかったが，近所づきあいはあった。B さんと転入直後から，挨拶や地

区の当番などで話をする関係で顔見知りだった。Aさんは，特定健診で高血圧を指摘されていたが，服薬治療は開始されていない。主治医から運動をするように指導を受けており，夕方にウォーキングを始めたが，時間を逃すとやらない日が多かった。「誰かと声をかけ合ったらやる気になる」と，一人では運動を続けられないと感じていた。今回，友人に誘われてメタボ予防教室に参加し，血圧値は下がっていないが，体調がよいと感じていた。ウォーキングを続けていきたいと思い，誰かと一緒にすると継続できるかもしれないと考えている。

Bさん

50歳代　女性　主婦(民生委員)

Bさんは，5年前から高脂血症で治療をしており主治医に運動を勧められている。1年前ぐらいから友人と週1〜2回ウォーキングをしている。Bさんは，地区の民生委員を10年以上担っており，地区の体育指導員や食生活改善推進員など地区組織の委員に顔見知りも多い。Bさんは，「地区の人から血圧が高い，心臓が悪いなどの話をよく聞く。みんなが元気でないといけん。健康でないと何もできん」と話す。Bさんは，「地区の知り合いにも高血圧で気になる人がおりウォーキングを一緒にできたらと考えている。声をかけやすい人から誘って一緒に運動をしたい。だんだん運動する人が増えるといい」と語った。

Cさん

60歳代　女性　主婦

30年以上W地区に住み子どもは独立し，現在，夫(60歳代　定年退職)と2人暮らしである。夫は5年前から高血圧症で服薬治療をしている。Cさんは，体重が50歳頃から徐々に増加し，現在BMI 30.3で減量をしたいと思っている。一時的な減量はできるが，長続きすることができないので悩んでいる。食生活は，友人とクッキーなど菓子の間食することが週3〜4回ある。一方で野菜中心のバランスのよい食事をしたり，週2回ウォーキングもしたりしている。「歩くとお通じもよく，体も軽くなった感じがする」と話す。また，Cさんは，地区の夏祭りや運動会などのお世話役を引き受け，地区に顔見知りが多く「みんなで何かすることは楽しい」と話す。Cさんは，「私は，ウォーキングをしているので，顔見知りの多い家の近くで教室をしてもらって，歩く仲間ができると続けられるような気がする」と語った。

事例からみえた
保健師の見立て

保健師は，地区の健康相談の相談者の話の中で，地区で健康づくりを実践していきたいと思っている住民がいることを聞いた。また，Aさん・Bさん・Cさんの話しを総合し，ウォーキングなど運動を生活の中で日常的に行えるきっかけが必要であることを把握した。しかし，個人の努力では限界を感じており，より身近な場所で仲間と一緒に健康づくりを継続したいと考えている実態を捉えた。住民が，地区で活動することで健康づくりの関心が高まり，地区全体の健康づくりのきっかけや波及につながると判断した。

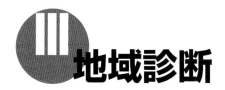

Ⅲ 地域診断

保健師の見立てをもとに，以下のように地域の実態を整理し，地域の課題を明確にした。

■ 保健師が捉えた地域の実態

1．医療費が高く，合併症がある糖尿病や脳血管疾患に罹りたくないと住民は思っている。
2．住民が身近な生活の場で仲間と一緒に運動したいと考えている。
3．身近なウォーキングコースが増えると運動しやすいし，ウォーキングコースの情報を知りたいと住民は思っている。
4．W 地区の公民館活動は，生活上の問題など地域で学習する機会として年 3 回の講演会や講座を開催している。また 15 の公民館講座を開講している。地域の団体やサークル活動の場を提供しており住民の利用者数は他の公民館と比較し多い。地区のコミュニィティ推進協議会と地域の行事など地区活動を一緒に行っている。

■ 事業実績

1．BMI 25.0 以上の割合が，男女とも 20％以上である（**表 1**）。
2．教室参加者数，健康相談とも横ばい傾向である（**表 2**）。
3．メタボ予防教室は北部・中央部・南部区域で実施しており年々参加者が増加傾向にある。
4．中央部で昨年実施したメタボ予防教室に参加者が教室終了後自主活動を開始した。
5．地区担当保健師は公民館と話し合い，母子保健推進員や民生委員と一緒に育児サークルの交流会や介護予防講演会など講演を実施している。

表1 F市の健康診査の主な検査結果（×3年）（%）

検査内容	性別	
	男性	女性
BMI≧25.0	21.4	20.3
HbA1c（5.2～6.0）	30.1	23.5
中性脂肪値（150 mg/dl～）	19.4	20.4
血圧値（収縮期 130 mmHg 以上または拡張期 85 mmHg 以上）	32.4	29.7

表2 F市の教室・健康相談の参加状況（実人数）（人）

	×1年	×2年	×3年
メタボ予防教室	69	78	77
健康相談	115	127	121

■ 保健統計

1. 死因では，脳血管疾患，糖尿病の死亡率が上昇傾向にある（表3）。
2. 特定健診の受診率は，県内市町村の平均と比較し低い（表4）。
3. 50歳代の要指導者の割合が増加してきている（表5）。
4. 一人あたりの高血圧・心疾患・脳血管疾患・糖尿病の医療費は年々増加している（表6）。
5. 高血圧・糖尿病の受療率は増加傾向にある（図1）。

表3 F市の死因内訳（人口10万対）

	×1年		×5年	
	死因	死亡率	死因	死亡率
第1位	悪性新生物	291.0	悪性新生物	289.7
第2位	心疾患	165.7	心疾患	194.1
第3位	肺炎	111.5	脳血管疾患	126.8
第4位	脳血管疾患	125.5	肺炎	146.9
第5位	老衰	42.1	老衰	40.9
第10位	糖尿病	10.6	糖尿病	15.2

表4 特定健診の受診率推移（%）

	×1年	×2年	×3年
F市	20.1	21.6	23.8
県内市町村の平均	23.8	25.6	27.5

表5 F市の50歳代健診要指導者の検査結果状況（%）

	×1年	×2年	×3年
HbA1c（5.2～6.0）	28.5	29.4	32.1
BMI≧25.0	20.1	21.6	23.4

表6　疾病分類別1人あたりの医療点数（入院＋入院外）（国民健康
保険分5月診療分）

（点）

	×1年	×2年	×3年
高血圧	245	267	356
心疾患	278	290	311
脳血管疾患	345	366	378
糖尿病	134	157	165

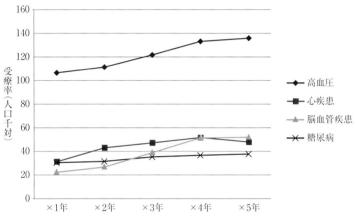

図1　疾病分類別受療率の年次推移（国民健康保険分5月診療分）（被
保険者1000対）

明確になった
地域の健康課題

　　働き盛り世代が，生活習慣病の発症や重症化を予防するために，生活習慣の改善に取り組
める機会が必要である。また，住民が仲間と一緒に健康づくりを行うための機会や見守り支
援する仕組みを各地区につくっていく必要がある。

Ⅳ 活動計画（健康課題の対策）

　働き盛りの世代が生活習慣の改善と地区で仲間が一緒に健康づくりに取
り組める機会をつくるために，保健師の活動計画を立案した。検討のため
の資料は，各会議の目標（会議で何を共有して何を決定するのか）を明確に
し，その会議が効率的に進むために何が必要なのかを考えて担当者が作成
した。会議では，メタボ予防教室のこれまでの経過，参加者の特定健診の

健診結果の数値の改善など教室の効果，教室終了後の地域住民への健康づくりの支援方針について会議の進行や説明を担当者の中で役割分担し行なった。

　課内会議の結果，下記のことを活動計画とした。

　メタボ予防教室の参加者が運動できる場をつくることで，参加者以外の住民に健康づくりの機会ができると考えた。そして事業終了後，参加者がグループとして地域で健康づくりの実践が継続的に進められるような支援が必要と判断した。メタボ予防教室の担当者で教室の目標や教室終了後の支援方法などを具体的に検討した。公民館は，生涯学習講座や地域の集会の場など地域の交流の場として地域住民が利用している。また，公民館主事は，地域の自治会役員や体育指導員などと一緒に地域の夏まつり，文化祭や運動会のプログラムの検討，地域への広報などを行い，地域住民と関わる機会が多い。保健師は，地域で自主グループの会員以外の住民に健康づくりの機会をつくるためには，地域の中での人のつながりが重要と考えた。加えて，地域で自主グループの活動を地域の中で見守り支援する存在がいることで自主活動が継続できると保健師は判断した。そこで地域住民と密接に関わっている公民館主事をキーパーソンの一人と考えた。そして，地域への健康づくりの情報発信や，教室終了後の自主活動の継続のため人的支援として，また地域住民の交流の拠点である公民館の協力が必要と考えた。そのため，公民館長や公民館主事と話し合いをもつことを計画した。

> 【地域の将来像（めざす姿）を描き目標化する技】
> 住民の訴えや現状から地域のめざす理想像を描き，ポジティブな側面から課題を抽出し，目標化を行うことは重要である。

目的

　生活習慣病予防教室を公民館単位で開催することをきっかけに，参加者が地域で主体的に健康づくりを継続して進めることができる。

目標

1．教室参加者が教室終了後グループを結成し自主活動を行うことができる。
2．住民自身が健診結果・健康状態を把握し，健康的な運動・食生活を仲間とともに取り組む楽しさや効果を実感できる。
3．公民館主事がメタボ予防教室の企画運営を行うことができる。
4．自主グループが活動を広げていくことができる。
5．自主グループの活動に住民が参加できる。

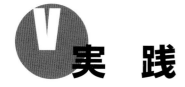# 実　践

1 公民館との話し合い

　教室企画から公民館主事に参加してもらえるよう，健康増進課長と担当保健師が公民館館長に協力依頼のため，W 地区の公民館に行き，次のような説明をする機会を設けた。公民館長に，健康相談や A・B・C さんから聞き取ったことや特定健診の結果で 50 歳代の要指導者が増加傾向にあること，生活習慣病有病者の年次推移で高血圧・糖尿病の受療率が増加傾向にあること，医療費が年々増加していることなど市の健康状況が一目でわかるよう図・表を作成し説明を行った。また公民館が支援することで自主グループが活動しやすいことを説明した。さらに自主グループの活動を地区の文化祭やウォーキング大会など地区の行事に連動させ，他の地区住民が行事に参加した時に健康づくりに関心を持ったり運動をするきっかけになったりするように支援したいと保健師が考えていることを説明した。公民館長は，「F 市の市民は病気で治療している人がこんないることがよくわかった。市民が元気なまちにせんといけんね。W 地区から元気になってもらいたいが，具体的にどうするのか。公民館主事は何をするのか。他の仕事もあるから時間や時期によってはできんかもしれん」と意見を言った。公民館主事は，「自分が何をしたらよいか想像ができない」と発言があった。保健師は改めて W 地区メタボ予防教室の具体的な案を提案し再度話し合いをもつことにした。2 回目の話し合いで，保健師は，教室の企画書を提案し保健師と公民館主事の役割を話し合いながら決めていくことになった。「地区の人が運動をしやすいように協力しよう」と公民館長や公民館主事から発言があり，W 地区メタボ予防教室の協力の了解を得た。

【合意形成の技】
目標が見えにくかったり、活動が行き詰ったときに、保健師は再度関係機関から聞く場を設定し、課題の共有と解決方法についての合意形成を行っている。あきらめずに基本から再度確認しつつ合意形成を図っていくことは重要な技である。

2 メタボ予防教室の実施

　W 地区の公民館で教室を開催し，健診結果，食生活，運動など生活習慣を振り返る機会とした。
　参加者の個別相談の場を定期的につくり，栄養士，保健師で相談を行い，活動の意欲が維持できるように実践することを具体的に話し合った。
　参加者が自分に必要であり実践可能な行動目標，目標達成後のご褒美として，温泉に行く・家族で旅行するなどを設定し，目標シートに書き出し自宅で家族も見える場所に貼り，参加者のモチベーションの維持をはかった。また，保健師は，参加者が発表し合うことで，お互いを知るきっかけになると考え，行動目標，目標達成後のご褒美をグループワークで発表し

【行動変容のための強化を行う技】
行動変容を行い継続していくための強化方法として、達成時に自らご褒美を設定するという方法がある。これを住民自らが設定し、仲間で共有することは目標達成へのエネルギーとなる。

た。発表後は，参加者同士で行動目標や目標達成後のご褒美について情報交換をしていた。

参加者の個別相談後は，栄養士，保健師全スタッフでカンファレンスを行い参加者の情報共有と今後の支援を検討した。また，参加者が些細なことでも気軽に相談できるよう，保健師が毎回参加し，声をかけるようにした。

BMI・HbA1c・血圧値など健診結果，食生活，運動など自分の生活習慣を振り返りやすいよう，歩数計の貸し出しや歩数や体重の記録ができるワークシートなど教材を提示した。

参加者同士が楽しみながら交流できる機会として，屋外ウォーキングや調理実習を設定したり，参加者自身のウォーキングコースを紹介し合ったり，参加者同士が楽しみながら交流できる機会をつくった。

参加者が，仲間づくりができる場や情報の提供ができるよう，グループワークを設定した。グループワークの進行は，テーマによりグループ人数の編成，全員が発言できるよう行った。保健師は，教室終了後も仲間との行動が継続できるように公民館主事に，教室開催中に仲間づくりや終了後の活動支援方法などを検討する段階から参加を依頼した。

公民館主事は，教室運営の担当として毎回教室に参加し，グループワークの進行や参加者と一緒にウォーキング，調理を行った。また，保健師と，教室運営を一緒に行い参加者同士の交流状況などの動向を把握した。

3 教室終了後の自主活動に向けての話し合い

自主グループの活動に向けて具体的なイメージができるように，W地区の参加者が，中央部の教室参加者の自主グループ（以下，てくてくの会）に活動紹介や体験談を聴く機会として，茶話会を設けた。てくてくの会会員が写真で活動の様子を説明したり，自主グループ活動当初の不安や課題の解決方法を具体的に話したりできるよう保健師が合間に質問を入れながら話し合いを進行した。また，W地区の参加者がてくてくの会会員と直接接することで，他の地区住民とも仲間づくりのきっかけと考え，てくてくの会に，自主活動に取り入れるイベントの情報提供や，参加者へウォーキングイベントに誘ってもらうようにした。

参加者が，教室終了後に主体的にグループ活動を行えるよう教室終了後の自主活動について活動の計画，リーダー，サブリーダー等役割分担の検討，W地区自主グループの愛称の決定（以下，げんき会）や連絡網を作成する機会をつくった。

4 げんき会の活動を地域に向けて発信

教室終了3か月後，6か月後フォロー教室を開催した。参加者に，教室終了3か月後，6か月後に自分のくらしの目標とそれに向けた行動目標の達成状況を自己評価するアンケートや体力チェック等データを活用しながら確認し，達成段階に応じた個別相談を行った。教室終了後は，年4回程度，参加者への支援レターに，体重管理等健康情報，保健師・栄養士が記

入した個別のメッセージ，げんき会の活動状況などを盛込み発送した。ま
た，参加者に健康づくりに関連する講演会やイベントの案内を送付した。
　げんき会は会員25名で自主活動を開始した。4月は花見ウォーキング
で25名，5月は公園めぐりウォーキング（**資料1**）で18名，1月はヘルシー
鍋会で23名などの参加状況だった。保健師は，げんき会が，教室終了後
に自主活動がスムーズに開始でき継続できるよう，げんき会の自主活動を
開始後半年間，一緒に参加し参加者の感想や意見を聞いた。また，げんき
会リーダーやサブリーダーが話す計画の変更や会費の管理など何でも相談
を受けた。保健師は，げんき会の欠席が続いた会員がいつでも参加できる
雰囲気が必要と考え，げんき会リーダーやサブリーダーに伝えた。げんき
会で話し合いを行い，会員同士で継続的に声を掛け合うことが決まった。
公民館主事は，げんき会と一緒に記事内容を検討し，地区だよりに教室の
記事，げんき会の会員募集の記事を掲載した。
　保健師は，げんき会の会員の士気を高め，げんき会の活動が地区に向け
ての活動になるきっかけと考え，A市健康づくり計画にある市のウォーキ
ングマップ作成にげんき会が参加することを提案した。

【参加継続を支援する技】
欠席が続いた参加者に対し，状況
確認を兼ねた仲間による声かけは，
参加を継続させる支援であり，そ
れを促すことは重要である。

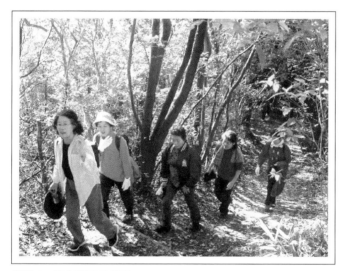

資料1　自主活動の様子

> **モニタリング**
>
> 　メタボ予防教室を実施中は，保健師は参加者がプログラムを楽しく取り組めているか，教室での会話や表情を観察した。さらに，個々の健康相談に対応しながら，参加者の会話や行動から参加者同士の交流の状況を捉えた。「教室を毎回楽しみにしている」「みんなが頑張っているので自分も頑張れる」「教室以外で出会うと声をかけ合うようになった」と参加者が保健師に話をした。
>
> 　教室終了後，教室参加者は，リーダー，サブリーダーを決め月1回，げんき会の自主活動を開始した。
>
> 　リーダー，サブリーダーは，活動の計画や花見ウォーキング，歴史探索ウォーキング，忘年会など実践した内容を報告してくれた。げんき会の会員が公民館に立ち寄った際に，ウォーキングの写真を持って話してくれたことを公民館主事が保健師に伝えた。

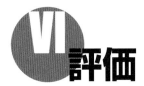

VI 評価

1 教室参加者がげんき会を結成し自主活動を行うことができた

　メタボ予防教室終了後，活動計画，役割分担等の検討，連絡網を参加者同士で話し合い，自主活動を開始した。げんき会とてくてくの会（中央部自主グループ）が交流を深める目的で，自分たちで企画し年2回，合同ウォーキングを実施している。

2 住民が仲間とともに活動を継続し効果を実感できた

　参加者は，自分の体調が良好であることを実感し，歩数や体重の記録を継続している。仲間がいることでウォーキングを継続したり，日常声をかけ合ったりすることができるようになり，げんき会における人とのつながりが大切だと話す参加者もいた。また，げんき会に参加したことで地区の人と顔見知りが増え付き合いが活発になり地区の役員をするようになった。

3 公民館主事がメタボ予防教室の企画運営を行った

　メタボ予防教室の企画会議に出席したり，公民館で開催した教室に毎回参加しグループワークの進行や参加者と一緒にウォーキング，調理を行ったりした。公民館主事が地区だよりに教室や月1回の定例活動の様子などげんき会の活動を掲載した。

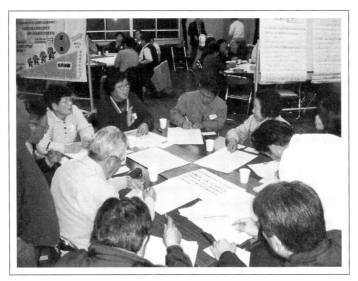

資料2　公民館で自主グループの話し合い

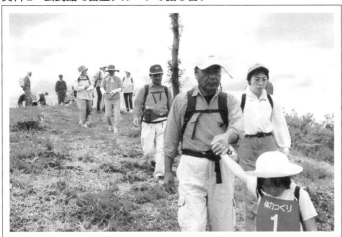

資料3　地区のウォーキング大会に三世代が参加

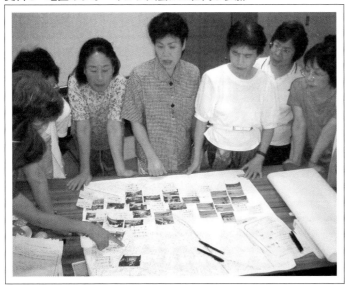

資料4　ウォーキングマップ作成について公民館で話し合い

4 げんき会が地区で開催したウォーキング講習会に住民が参加した

げんき会は，公民館主事に地区でウォーキングする人を増やしたいと相談し，地区文化祭を利用してウォーキング講習会を開催した。また地区の体育指導員とげんき会がウォーキング大会(**資料3**)を毎年開催することになり，年々参加者が増加している。げんき会の友人から聞いたと話す他の地区住民から，中年期の男性が気軽に健康づくりができる機会をつくりたいと保健師に問い合わせがあった。

5 げんき会が健康づくり計画推進委員会のウォーキングマップ作成に参加した

地区の夏まつりなど地区の行事にげんき会で参加し，地域での自主活動を無理のない範囲で積極的に活動していった。さらに，F市健康づくり計画推進委員会のウォーキングマップ作成に，げんき会の会員が参加した(**資料4**)。

おことわり：本章の写真は，事例とは関係がありません。

第6章

健康相談

―精神通院医療申請窓口の対応から
精神障害者の地域生活支援への展開―

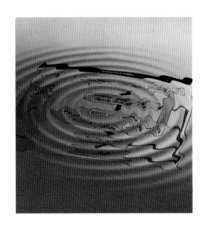

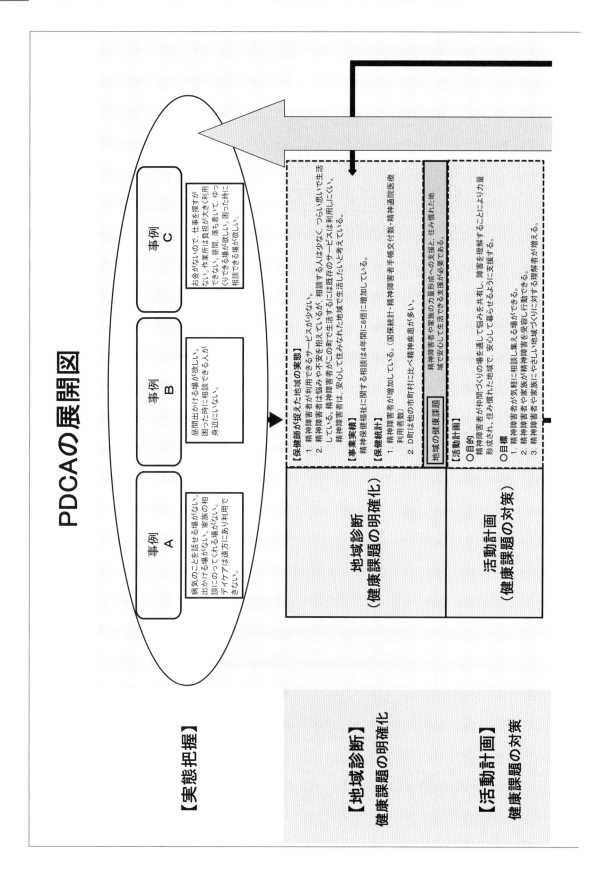

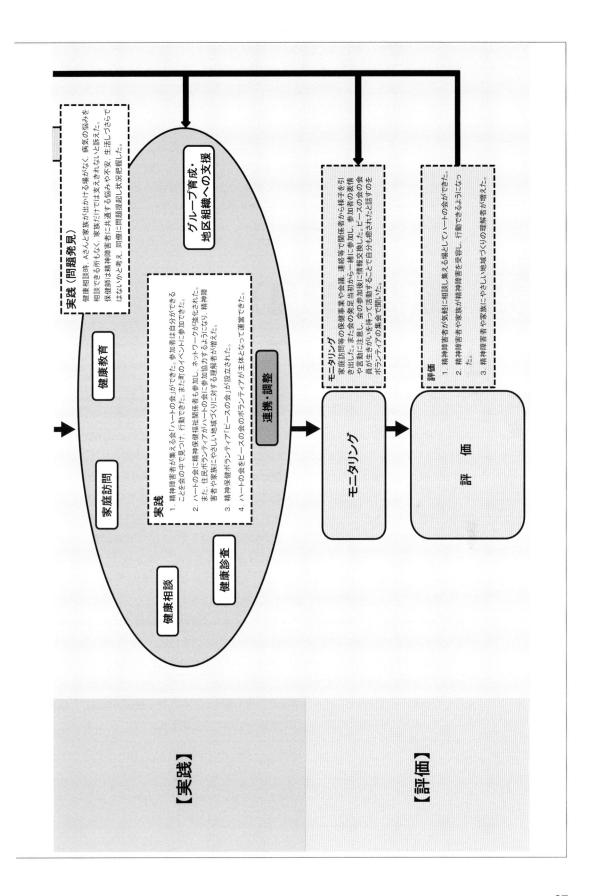

【実践】

実践（問題発見）
健康相談時、Aさんと家族が出かける場がなく、病気の悩みを相談できる所もなく、家族だけでは支えきれないと訴えた。保健師は精神障害者に共通する悩みや不安、生活しさらではないかと考え、同様に問題提起し状況把握した。

健康教育　家庭訪問　健康相談　健康診査

グループ育成・地区組織への支援

実践
1. 精神障害者が集える会「ハートの会」ができた。参加者は自分ができることを会の中で見つけ、行動できた。また、町のイベントに参加できた。
2. ハートの会に精神保健福祉関係者も参加。ネットワークが強化された。また、住民ボランティアがハートの会に参加するようになり、精神障害者や家族にやさしい地域づくりに対する理解者が増えた。
3. 精神保健ボランティア「ピース」の会が設立された。
4. ハートの会をピースの会のボランティアが主体となって運営できた。

連携・調整

モニタリング
家庭訪問等の保健事業や会議、連絡等で関係者から様子を引き出した。また会の発足当初からハートの会、ピースの会の表情や言動に注目し、会の参加前後に情報交換した。ピースの会員が生きがいを持って活動することで自分も癒されたと話すのを、ボランティアの集会で聞いた。

モニタリング

【評価】

評価
1. 精神障害者が気軽に相談に集える場としてハートの会ができた。
2. 精神障害者や家族が精神障害を受容し、行動できるようになった。
3. 精神障害者や家族にやさしい地域づくりの理解者が増えた。

評価

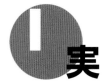

地域の概況及び保健事業の背景

D町は人口18,000人，面積100 km²，高齢化率28.0%，出生率6.2（人口千対）と少子高齢化が進んだ町である。町内に精神科の医療機関や精神福祉サービス実施施設は無い。

精神保健福祉法一部改正により，平成14年度から精神保健福祉の身近なサービスを市町村主体で実施するようになり，D町では精神保健福祉手帳・精神通院医療の申請は福祉及び保健部門で取り扱っていた。保健部門では，保健師が申請時に対応しており，顔見知りとなることで本人・家族から精神保健福祉に関する相談が増加してきた。

1 実 践（問題発見）

健康相談

保健師は精神通院医療申請の窓口で，本人や家族と話した。本人の口数は少なく，Aさんや家族が暗い顔をしていたので気になり，「何か心配なことや気になることはありませんか？」と声かけをした。Aさんの家族は「こんな病気を持つ子がいると心配や気になることはたくさんありますよ」と返事をしたので，保健師は話やすいように「例えばどんなことですか？」と問いかけた。「話したいことはたくさんあるが，今日は用事があるので日を改めて相談に来たい」と家族が答えたので，保健師は相談に来やすいように相談の日時をすぐに約束した。次の日にAさんと家族は来所した。母親は疲れ切った様子で，Aさんが何か頭に浮かんだことを言い出したら，なだめても聞かず言い続けることを話した。「Aが安心して出かける場がない。病気のことを周りの人に話せないので，病気のことや生活のことを相談できる人がいない。家族だけでは，面倒を見きれない」と保健師に悩みを打ち明けた。Aさんは口数も少なく遠慮がちであったので，保健師はできるだけAさんの気持ちが話せるように質問や話しかけを意識的に行った。本人は「家族に迷惑をかけているのはわかっているが，自分ではどうしようもない。昼間，病気のことを気にせず，一人で出かけるところが欲しい」と話した。

保健師は精神障害者やその家族の悩み，不安はAさん親子だけでなく，精神障害者に共通する悩みや不安，生活しづらさなのではないかと考えた。そこで，保健師全員で，精神障害者の不安や悩み，サービス利用について把握していこうと考えた。

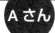

Ⅱ 実態把握

保健師は精神障害者の不安や悩み，サービス利用ができない理由に焦点
を絞って，家庭訪問や健康相談時に意識的に情報把握しようと考えた。

Aさん （健康相談で把握）

保健師は相談室で，じっくりAさん親子の話を聞いた。

精神疾患を持つ40歳代の女性である。妄想や不安が出てくると，家族に訴え続ける。Aさんは「自分のことで親に迷惑をかけているのはわかっている。私が出かけられる場があれば出かけたい。出かければ，気がまぎれるだろう」と話す。

家族は「Aが思い浮かんだ妄想や不安を家族に訴えるのを聞くのが苦痛である。病気であることは理解しているが，たまらなくなる時がある。Aの病気のことを周りに詳しく話しておらず，話せる場がない。病院も遠く，作業所やデイケア等はあると聞いたが，交通機関を利用して1人で外出したことがないので付き添いが必要となる。保健所のデイケアの参加は公共交通機関の利用で片道1時間かかり，家族は仕事を持っており，連れて行くことができず，サービスがあっても，参加できない」と訴えた。

Bさん （家庭訪問で把握）

40歳代の女性で，精神疾患を持つ。家族は高齢で病気のため入院となり，Bさんは今まで家族がしてきた家事等の支援が得られなくなった。「一人暮らしであり，自分が昼間出かける場が近くにない。出かけられる場が欲しい。家族に相談できなくなり，困った時に相談できる人が身近にいない」と話した。

Cさん （健康相談で把握）

30歳代の男性，精神疾患を持ち，一人暮らしである。「お金がないので働きたいが，ハローワークで病気のことを話すと，作業所へと勧められる。作業所利用には片道1時間半と距離が遠く，往復2,000円かかり，乗り換えも多い。作業所の賃金も出るが一日500円程度である。交通費の方が多くかかり，行けば行くほどお金がかかるので仕事したいという意欲も無くなり利用できない。生活は苦しく，働いてお金が得られる場が欲しい。男が昼間，家にいると近所の人からいろいろ聞かれるので外出したいが，どこに行くにもお金がかかり，落ち着いてゆっくりできる場がない。近所の人や親戚に自分の病気について話しておらず，困ったことを相談する人もいない」と話してくれた。

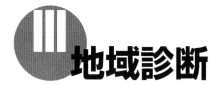

> **事例からみえた保健師の見立て**　Ａさん・Ｂさん・Ｃさん等の話を保健師全員で話し合った。その結果，精神障害者や家族はつらい気持ちで生活をしており，身近に相談できる人が少なく不安をもっている。また，精神障害者がこの町で生活するには現行のサービスは遠くて利用できないため，地域のサポート体制が必要であると考えた。

Ⅲ 地域診断

保健師の見立てをもとに，以下のように地域の実態を整理し地域の課題を明確にした。

　地域の課題を明確にするために，精神障害者把握数，国保統計の市町村別精神疾患の受診件数・日数・点数・受診率等，サービス利用状況（ホームヘルプサービス，手帳所持者，精神通院医療利用者），家庭訪問件数，Ｄ町周辺の社会資源の現状，家庭訪問や相談時の精神障害者や家族の声，また保健所から情報提供された管内及び県内の精神障害者が集える場づくりに類似した事業について資料を作成した。

保健師が捉えた地域の実態

1．精神障害者居宅生活支援事業利用者は増加していない（表1）。
2．精神障害者や家族は悩みや不安について安心して相談できる場もなく，つらい気持ちで 生活している。精神障害者がこの町で生活するには現行のサービスは利用しにくい（表2）。

表1　精神障害者居宅生活支援事業利用状況

		1年	2年	3年
ホームヘルプサービス利用者	実人員	5	6	4
	延回数	120	310	254
ショートステイ利用者	実人員	0	0	0
グループホーム利用者	実人員	2	3	4
	延月数	24	24	24

表2　精神障害者や家族から聞き取った声

①相談相手
・病気のこと，将来のことなど不安はあるが，自分が精神障害者であることを知られると周りから何を言われるかわからないので，誰にも相談できない。
・子どもが，精神疾患をもち，お金をたくさん使ったり，急に閉じこもったりで，心配である。先々自分たちが年老いたりするとどうなるのか不安で眠れないこともある。しかし子どもの病気について，親戚にも話しておらず相談できる人は家族のみである。
②経済的な自立
・就業している人は少なく，経済的な自立が難しい。
・体調に波があり，持続した仕事が獲得しにくい。
・精神疾患は長期の経過をたどることが多く，治療が長期にわたり，経済的負担が大きい。
③サービス利用
・運転免許を持っている人は少なく，広域で，実施されているサービスは遠いため利用しにくい。
・作業所・保健所デイケアへはバスと電車の乗り換えで往復2,000円から3,000円程度かかる。また，作業所に行っても交通費がかかるので，働きに行けば行くほど赤字となり，働く意欲も無くなる。
・若年で発症する人が多く，生活体験や社会体験が少ない。電車やバス等の交通機関の利用が難しく，家族の援助がなければ出かけられない。
④人間関係
・朝，出会って挨拶するのが苦痛であり，ゴミは人がいない深夜に出す。
・若い者が昼間家にいると近所の人からいろいろ聞かれる。近所の目があり，家にいても落ち着かない。できるだけ人に会わないようにしている。
⑤日中の過ごし方
・日中，本屋に行ったり，図書館に行ったりすることもあるが落ち着けず長居はできない。家の中にいると，大声を上げたくなる。病気のことを気にせず出かけられる場が欲しい。
・喫茶店に行っても，パチンコに行ってもお金がかかる。経済的に苦しいのでお金をあまり使わずに過ごせる場が欲しい。

■ 事業実績

1．精神保健福祉に関する相談は増えている（**表3**）。
2．精神障害者が集える場づくりの取り組みは県内に2箇所あり，管内の市町村に精神障害者の集える会はない。

表3　精神保健の相談・家庭訪問件数及び検討会回数

	前年度	1年	2年	3年
電話相談（件数）	36	142	266	288
来所相談（件数）	12	23	28	25
訪問指導（件数）	19	54	150	120
ケース検討会（回数）	2	7	21	18

■ 保健統計

1．精神疾患にかかる医療費の割合が大きく，特に入院医療費が高い（**表4，表5**）。D町は精神疾患が周辺部の市町村と比べ高い（**表6**）。精神疾患は社会的入院が多く，働き盛りに多く罹患しているといわれている。
2．D町は精神保健福祉の手帳所持者，精神通院医療（通公）利用者数は年々増加している（**表7**）。

表4 国保疾病別件数（精神及び行動の障害）（平成 X 年 5 月診療分）全国

	入院件数		入院医療点数		一件あたり入院日数（日）	
循環器系の疾患	24.8%	1 位	27.7%	1 位	20.9	4 位
精神及び行動の障害	19.5%	2 位	14.8%	3 位	28.9	1 位
悪性新生物	12.3%	3 位	15.8%	2 位	17.2	9 位

表5 国保統計にみる市町村別精神疾患（精神及び行動の障害）の受診件数・日数・点数・受診率（平成 X 年 5 月診療分）

	X 年（被保険者数）	件数	日数	点数	受診率	1 件あたり 日数	点数	被保険者一人あたり点数
D 町	8,145	351	2,995	3,147,600	4.3	8.5	8,967.5	386.0
E 市	42,250	1,952	12,790	13,328,534	4.6	6.6	6,828.1	315.5
F 町	4,703	198	1,160	1,192,895	4.2	5.9	6,024.7	253.6
G 町	3,747	156	994	1,030,678	4.2	6.4	6,606.9	275.1
H 町	2,493	95	710	747,809	3.8	7.5	7,871.7	300.0
合計	62,243	2,791	18,982	19,797,241	4.5	6.8	7,093.2	318.1
県平均					4.0	7.7	7,502.7	303.2

表6 市町村別精神障害者把握数（平成 X 年概数）

	人口 X 年	健康福祉センター把握数	内訳 入院	通公	その他	人口割合 X 年
D 町	18,000	387	55	170	162	2.15%
E 市	90,000	1,472	247	559	666	1.64%
F 町	12,000	211	30	111	70	1.76%
G 町	8,000	121	8	53	60	1.51%
H 町	5,000	88	10	27	51	1.76%
合計	133,000	2,279	350	920	1,009	1.71%

表7 精神障害者保健福祉手帳所持者・精神通院医療利用者数

	×1 年	×2 年	×3 年
精神障害者保健福祉手帳	42	42	62
精神通院医療	81	103	150

明確になった地域の健康課題　精神障害者や家族が，悩みを相談できる場やサービスを利用しながら，力量形成への支援が必要である。また住民が障害を正しく理解することにより，住み慣れた地域で安心して生活できる支援が必要である。

Ⅳ 活動計画（健康課題の対策）

　保健師は課題の対策のためには関係機関や地域住民に情報提供し，精神障害者だけの問題ではなく地域全体の問題として取り組む必要性を共通認識することが重要だと考えた。そこで，保健師は地域の健康課題として投げかけるために，保健活動の中から捉えた精神障害者・家族の生活実態や地域の現状，保健所や福祉部門・国保部門から情報収集したものを解りやすく伝える資料づくりをした。

　町と保健所の保健師は一緒に話し合いをした上で，保健師以外の関係者の理解を得るために，資料を用いて保健関係部門で会議を行い健康課題を共通認識した。

　精神障害者が集える会を開催するために，町と保健所の保健師は家庭訪問や健康相談等の様々な場で，精神障害者から参加希望や参加しやすい日程や内容について聞き取った。

　保健師は精神障害者が集える会を開催するにあたり，自分たちで活動を実践しようとする発言や行動が確認できた頃，精神障害者のみではできないところは住民ボランティアの協力を得て，自主的な会の運営ができるように支援する方向に持っていくことを共通認識した。

■ 目的

　精神障害者が仲間づくりの場を通して，悩みを共有し，障害を理解することにより，力量形成され，障害者が住み慣れた地域で安心して暮らせるように支援する。

■ 目標

1．精神障害者が気楽に相談し集える場ができる。
2．精神障害者が安心して生活できるサービス利用ができる。
3．精神障害者や家族が精神障害を受容し行動できる。
4．精神障害者・家族・住民が一緒に集える場ができる。
5．精神障害者や家族に優しい地域づくりに対する理解者が増える。

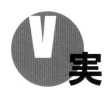

Ⅴ 実　践

1 精神障害者が集える場づくり

　D町保健師は申請受付窓口や家庭訪問，健康相談等で，保健所保健師は D町のデイケア参加者に精神障害者の会（以下ハートの会とする）のPR（**資料1**）を行った。保健師全員が打ち合わせから関わり，精神障害者の様子や会の状況を情報共有し，参加者により良い対応やニーズ把握ができるように配慮した。

　また初回に参加する精神障害者がハートの会に馴染めるように，顔見知りの保健師が必ず参加するよう配慮し，参加者が話しやすいゆったりとした場づくりをした。

　保健師は参加者の意見を大切にし，どうすれば実現できるかを考えた。例えば，ハートの会の運営資金を自分達で獲得したいとの意見については，幾つかの方法の情報提供をした。会員がイベントで遊休品バザーを出したいとの意見が出た時には，イベントに参加できるように実施主体である教育委員会や他の団体と連携・調整を行いバザーの場の確保をした。また，保健師は会員が何らかの形で，参加できるよう配慮した。

2 精神障害者の自己効力感を上げる支援

【会員の自己効力感を上げる技術】
精神障害者は，自己評価が低いといわれており，特に自己効力感を上げることは重要である。

　保健師はハートの会の会員それぞれの活躍を言語化し，会の中で確認し褒めた。このことが自信となって，会員から自分たちでやってみたいという自発的な意見が活発に出るようになった。会員は会に参加することを楽しみにし，受付や場の設定，掃除など会の中で自分のできることをすすんでするようになった。また，会で作成した作品をおみやげとして家族にプレゼントし，褒められることが多くなった。

　精神障害者が障害と上手に付き合えるようになり，自分のできることをしようとする意欲がでてきた。

3 精神保健福祉相談会開催

　保健師はハートの会と心の相談を精神保健福祉相談会として事業化し，精神保健福祉の関係機関である障害者地域生活支援センターの相談員等にハートの会に参加してもらうことで，会員と顔見知りになり必要なサービス利用の相談ができるように配慮した。

4 ハートの会に住民ボランティア活用

　保健師は参加者から歌いたいとの希望が出た時，住民ボランティアの活用により住民と精神障害者が自然な形で触れ合うことで，精神障害者に対する理解が深まると判断した。そこで，地域の歌唱指導者の中で，日頃から保健師と顔見知りで，精神障害者に理解を示してくれそうな人を選出し，会の趣旨を説明し，ボランティアとして定期的に歌唱指導をしてくれるよう依頼するなど，地域の中に精神障害者や家族に対する理解者を増やすことを目指した。

【日頃から人的資源を把握し活用する技】
保健師は日頃の地区活動の中で，キーパーソンとなる人的資源を常に把握し，活用している。あらゆる場面でその情報が生かせるよう人材銀行を作っておく。また，NPO などの社会資源の把握も重要である。

5 精神障害者を支えるボランティア育成

　保健師は，住民の健康に関するリーダー的存在である母子保健推進員や食生活改善推進員の協力が必要であると考え，研修会に「こころの健康づくり」の講演を入れ，先進地の活動について紹介した。講演の後，感想を聞く時間を設定し，感想を聞いたところ，推進員から積極的な意見や先進地見学の希望が出た。そこで施設見学について話し合い，上司の了解を得て依頼文書，案内文書を作成し，バスの借り上げ等について調整をおこなった。

　保健師は部署内で打ちあわせをした後，健康づくり推進協議会に，地域の健康課題について資料を用いて情報提供し理解を得た。

　保健師は精神障害者が地域で安心して暮らせるための対策について共通認識し，ボランティア育成や自主活動に移行するタイミングをみながらの支援方法について話し合った。また先進地視察のためのバスの手配を行い，家族，精神障害者，食生活改善推進員，母子保健推進員，ボランティアを対象に案内を出し，人数の取りまとめや施設との連絡や調整を行った。

　施設見学した後，再度，バスの中で話し合いを持ち，興味を持ってボランティアしたいと考えている人たちの意見を聞いた。協力したいと考えている人に，ボランティアを経験してもらった上で，同意を得られた人にボランティアを依頼した。

【人材を育てる技】
地域の様々な人的資源を育てていくことは，保健師の重要な役割である。それには，タイミングをみながら支援方法を変えていく必要がある。

6 精神保健ボランティアの会設立に向けての支援

　精神保健ボランティアの会（以下，ピースの会とする）の設立にむけて，ボランティアの中で，熱意のある人に会長，副会長等役員をお願いした。

　さらに，ボランティアが，会を運営できるように支援した。保健師はボランティアが不安に思っている精神障害者に対する接し方などについて相談に乗り，安心して参加出来るように援助し，ボランティアや精神障害者がお互いに声をかけあえるように間に入って調整した。また，精神障害者とボランティアが交流したことで良くなった点を明確に言語化して伝え，精神障害者・ボランティアの自己効力感が上がるように配慮した。

　社会福祉協議会の事務局長や職員に会の活動状況を保健師が説明し，会が補助金獲得できるよう働きかけた。その後に保健師はピースの会の会長等役員と一緒に社会福祉協議会に挨拶に行き，活動状況を伝えた。次年度からは毎年，補助金を獲得できている。

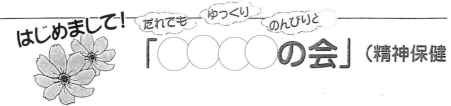

はじめまして！ だれでも ゆっくり のんびりと

「○○○○の会」（精神保健

精神保健福祉業務の一部が市町村に委譲されて3年目を迎えました。こころの病をもつ方やその家族と
あればいいのに」という声を多く聞きました。こころの病をもつ方を対象としたニーズ調査でも、家事援助
希望している声を聞いています。

そこで、保健センターでは同じ地域で生活をする仲間同士の集いの場、仲間やスタッフなど誰かに相談で
る会「○○○○の会」を開催しています。料理や季節の作品作り等を通しての交流は、お互いが支え合い、地
ます。

今回は、この「○○○○の会」の様子について紹介しましょう。

★参加者にとって○○○○の会は……

**みんなに出会える喜び・安心の場
お互いに元気をもらう場**

　会を重ねるごとに会話が弾み「久しぶりに会えたけど
元気だったかね」「また、元気で頑張ろうね」など、お互い
が気遣う場をよく見かけます。嬉しかった出来事、困って
いること、保健福祉制度の疑問点、薬のことなど悩みも
多々あります。参加者同士で話し合うことにより気持ち
が楽になり、帰り際には笑顔が見られます。「1カ月先に会
えることを思い浮かべて頑張る」と心強い言葉も聞ける
ようになりました。

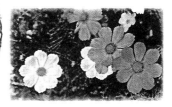

経験が増えて生かせる場

　経験不足により、包丁の使い方に慣れない人も次第に慣
れ、自分の意志で率先して料理作りに参加できるようにな
りました。「鍋を使って野菜をゆでたことがないからできませ
ん」と言っていた人が、「これでいいですか」と言いながら動
く姿も見られます。
　会で経験した料理や作品を家で実際に作ってみて、家族に
プレゼントをして大変喜ばれた話も聞きます。
　実際の体験は大きな自信と喜びにつながっています。

季節感をたっぷりと味わう場

　季節に合った作品づくりや料理づくりは、参加
者にホッとした安堵感や懐かしさを……。
　七草粥や太巻き、ぜんざいなどは幼少時代以来、
口にしたことのない方もありました。ひな祭りに
ちなみ、色紙を使ってお内裏様とおひな様を折っ
たり七夕飾りをしたりして幼い日々を思い、懐か
しさに浸りました。

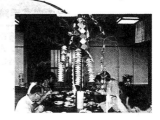

資料1　広報での活動 PR

⑦ ハートの会をピースの会が主体で運営できるよう支援

　保健師は4年目からは精神保健ボランティアが主となって，ハートの会
を支えられるように，少し離れて様子を見ながら，困った時には相談に応

福祉相談会）です

…1周年を迎えました。

話す中で「安心して出かけられる場・集まれる場が
以外に相談できる場や仲間と気軽に過ごせる場を

きる場の必要性を感じ、昨年9月から、月1回集ま
域で自立した生活を送るための力につながってい

精神保健福祉相談会は、こころに病を
もつ方の地域での自立した生活や、生活
の質の向上を図るための事業で、社会復
帰の促進や住民との交流を深めることを
目的にしています。

★どんなことをしているの…

何をするかは、参加者の皆さんの希望や思いを大切にして決
めていきます。（下表参照）

最初は、売れるかどうか心
配だった。買ってもらえた
時は、うれしかった。

平成◯◯年度『◯◯◯◯の会』年間プログラム

月／日	曜日	時　間	内　　容
4/ 7	水	10:00～12:00	花見（山賊おむすび）
5/12	水	10:00～12:00	端午の節句（柏餅作り）
6/ 2	水	10:00～12:00	ゲームを楽しもう
7/ 7	水	10:00～12:00	七夕まつり（七夕風そうめん）
8/ 4	水	10:00～12:00	作品作り・ゲーム
9/ 1	水	10:00～12:00	◯◯◯◯フェスタの準備①
10/ 6	水	10:00～12:00	◯◯◯◯フェスタの準備②
10/24	日	10:40～15:00	◯◯◯◯フェスタに参加しよう
11/10	水	10:00～12:00	ハイキング・戸外で食事
12/ 1	水	10:00～12:00	クリスマス会
1/ 5	水	10:00～12:00	新年会
2/ 2	水	10:00～12:00	節分（いわし・太巻き）
3/ 2	水	10:00～12:00	おひな様作り・甘酒作り

（場所◯◯◯◯◯）

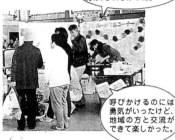

呼びかけるのには
勇気がいったけど、
地域の方と交流が
できて楽しかった。

大きな喜びと自信につながる 地域住民との交流の場

会で集まって何かをするにも資金が全くない状況だっ
たため、自分たちでできる事を一生懸命考えました。"自
分たちの会は自分たちの手で"の意識で、家に眠っている
不用品を持ち寄り、みんなで考えながら値段つけをした
ものを、昨年の町の一大イベント"◯◯◯◯◯フェスタ"
の◯◯◯◯◯コーナーに出店し、同時に心の健康のPRを
しました。◯◯地区の家族会員の心温まる応援もあり、当
日は、たくさんの地域の方々と交流ができました。日頃体
験したことがないため不安はありましたが、最後までや
り遂げた達成感や充実感がありました。
今年も今、準備を進めています。
10月24日の◯◯◯◯◯フェスタでは、私たちの会がバ
ザーを出店します。皆様のあたたかいご支援ご協力をよ
ろしくお願い致します。ぜひお立ち寄りください。

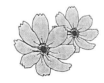

「◯◯◯◯の会」は、"だれでも　ゆっくり
のんびりと"をモットーに誰にも遠慮せず過ご
せ、居心地のよい場を目指しています。
関心のある方はご参加ください。ボランティ
アの参加も大歓迎です。

◆問い合わせ先
◯◯町保健センター

じた。また，保健師は精神保健ボランティアを経験したことで良かったこ
と等を精神障害者やボランティアの話の中から言語化し，会の参加者や地
域住民に伝えた。
社会福祉協議会への補助金申請や報告書を提出するにあたって，保健師

は会長や副会長等に作成の要領(フォーマットの提供,記述のポイントなど)を伝えた。

　保健師は障害者地域生活支援センターの専門員に会の状況を伝え,ハートの会やピースの会に毎回参加してもらい,会の参加者の相談や,協力団体として支援を依頼し,徐々に精神保健福祉ネットワークが強化されていった。保健師はピースの会やハートの会が自主団体として活動をしながら精神保健福祉士等の専門家から支援が受けられるように障害者地域生活支援センターの事業と併せて活動できるように働きかけた。

　保健師は精神障害者,家族,ボランティアのメンバーが検診や健康相談などの保健事業実施時に状況を聞いたり,相談に来た時に様子を聞き出した。精神障害者は保健師に健康相談や来所時,会の様子を伝えてくれた。精神障害者は仲間同士で隣県のショッピングセンターに行き,買い物を楽しんだことを保健師に伝えてくれた。ボランティアの会は自主的に会を運営し,会の年間計画・実績報告等の書類を作成して保健師に持ってきてくれた。また保健事業の連絡時,ハートの会が使用している会場の館長や職員から,会員が住民と自然に交流している様子を聞いた。

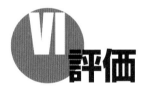

Ⅵ 評価

1 精神障害者が気楽に相談し集える場としてハートの会ができた

　参加者は病院のことや最近の様子をハートの会の中で話しており,わからないことは障害者地域生活支援センターの専門員に尋ねていた。お礼を言われたり,褒められることも多く,「会に参加するのが楽しい。次回が楽しみ」などの言葉が出ていた。

2 精神障害者が安心して生活できるサービスを利用できるようになった

　精神障害者の家族は自分たちの高齢化も考え,精神障害者が生活しやすいよう将来を見据えて,通院に可能な近くの精神科病院に転院することやショートステイ,ホームヘルプサービス,成年後見人制度等の利用ができるようになった。

3 精神障害者や家族が精神障害を受容し行動できるようになった

　参加者は料理，ごみの分別，交通機関の利用等を覚えた。今までできなかった隣県へのショッピングが仲間と一緒にできるようになり，生活に意欲が持てるようになった。そのため，自分のしたいことや希望が言葉として出るようになり，自分に自信が持てるようになった。また参加者が会で習った料理を家で作って家族と食べ，家族から褒められたと聞いた。家族からは優しい声かけが目立つようになり，家の中が明るくなったとの話もあった。

　朝早くから参加し，野菜を洗ったり，会場づくりのため机や座布団を出している参加者もおり，料理や受付をし参加費を集めてボランティアに渡

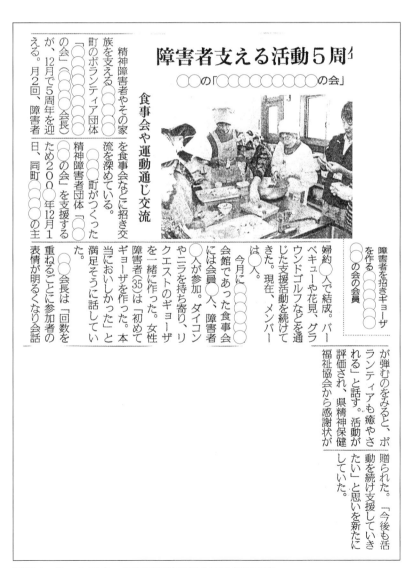

資料2　ハートの会への支援活動を紹介する新聞記事

す姿も見受けられた。また体調が悪くても休息しながら会に参加したり，遅くなってから参加している人もおり，それぞれが自分のできることを無理なく自主的に行っていた。

4 精神障害者，家族，住民が集える場ができた

　ボランティアが主となって精神障害者の会を支えるようになった。買い物やゴミの分別の仕方を教えるなどのメニューが加わった。ボランティアは自らの深い経験から様々なアイデアを出し，多彩なメニューを長年培った経験をもとに無理なく計画していた。精神障害者，家族，ボランティア等の住民がゆったりと集い，憩える場となっていた。

5 精神障害者や家族にやさしい地域づくりの理解者がふえた

①精神保健ボランティアが活動を始めた

　精神保健ボランティアピースの会が育成され，ボランティアを経験したことで精神保健に対する理解も深まった。また，ハートの会への活動支援（資料2）や買い物や電車の中などで，精神障害者への挨拶や自然な声かけ，精神障害者からボランティアへの声かけも始まっており，精神障害者への理解者が増えた。

　精神保健ボランティアは町のボランティア協議会で，自分たちの活動や現状について発信し，他の住民への正しい知識の普及を自然な形で実施していた。さらに，ボランティアは母子保健推進員研修会，食生活改善推進員研修会で，精神障害者に対する良いイメージ（優しい，癒される等）を伝えていた。保健師が全地域でこころの健康づくり講座を実施した時に，住民の中から協力したいとの意見が出た。

②精神保健福祉のネットワークができた

　ケア会議，検討会，スタッフの打合せ会を通じて今までになかった強いネットワークができ，お互いに相談しあえる体制ができた。障害者地域生活支援センターの職員が精神障害者とボランティアの会に参加し，必要な相談に対応した。また障害者地域生活支援センターの行事に参加する場合は送迎してくれるなど協力体制ができ，精神障害者の会やボランティアの会が活動しやすくなった。

健康相談

―特定疾患患者の相談から
地域の健康危機管理体制への展開―

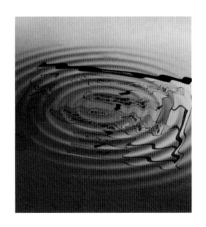

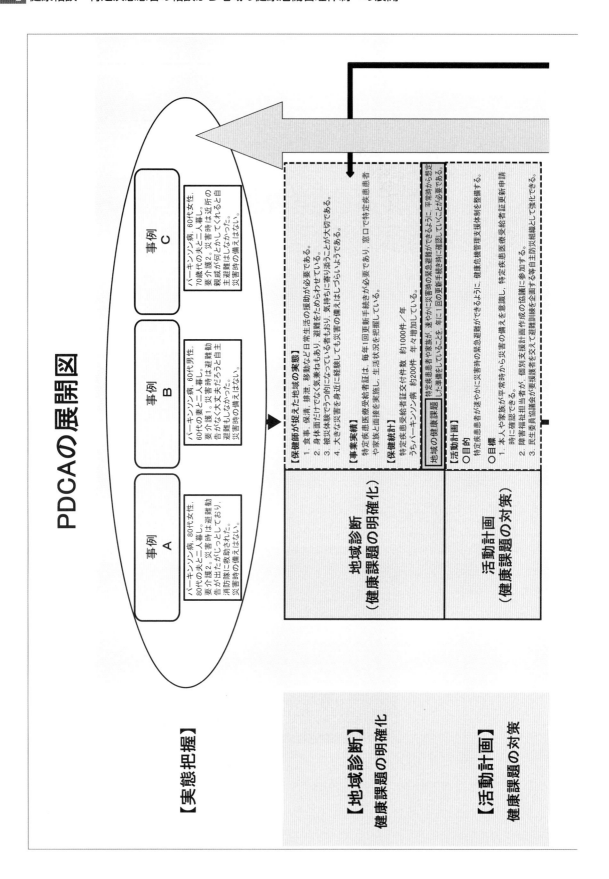

PDCAの展開図

【実態把握】

事例 A
パーキンソン病 80代女性。80代の夫と二人暮し。要介護2。災害時は避難勧告が出たがじっとしており、消防隊に救助された。災害時の備えはない。

事例 B
パーキンソン病 60代男性。60代の妻と二人暮し。要介護2。災害時は避難勧告がなくても大丈夫だろうと自主避難もしなかった。災害時の備えはない。

事例 C
パーキンソン病 70歳代女性。要介護2。災害時は近所の親戚が何とかしてくれると自主避難はしない。災害時の備えはない。

【地域診断】
（健康課題の明確化）
健康課題の明確化

【保健師が捉えた地域の実態】
1. 食事、保清、排泄、移動など日常生活の援助が必要である。
2. 身体面だけでなく気兼ねもあり、避難をためらわせている。
3. 被災体験でうつ的になっている者もおり、気持ちに寄り添うことが大切である。
4. 大きな災害を身近に経験しても災害の備えはしづらいようである。

【事業実績】
特定疾患医療受給者証：毎年1回更新手続きが必要であり、窓口で特定疾患患者や家族と面接を実施し、生活状況を把握している。

【保健統計】
特定疾患受給者証交付件数 約1000件／年
うちパーキンソン病 約200件 年々増加している。

地域の健康課題：特定疾患患者や家族が、速やかに災害時の緊急避難ができるように、平常時から想定した準備をしていることと、年に1回の更新手続き時に確認していくことが必要である。

【活動計画】
（健康課題の対策）
健康課題の対策

【活動計画】
○目的
特定疾患患者や家族が平常時から災害の備えを意識し、災害時の緊急避難ができるように、健康危機管理支援体制を整備する。
○目標
1. 本人や家族が災害から災害時の緊急避難ができることを、特定疾患医療受給者証更新申請時に確認できる。
2. 障害福祉担当者が個別支援計画作成の協議に参加する。
3. 民生委員協議会が要援護者を支えて避難訓練を企画する等自主防災組織として強化できる。

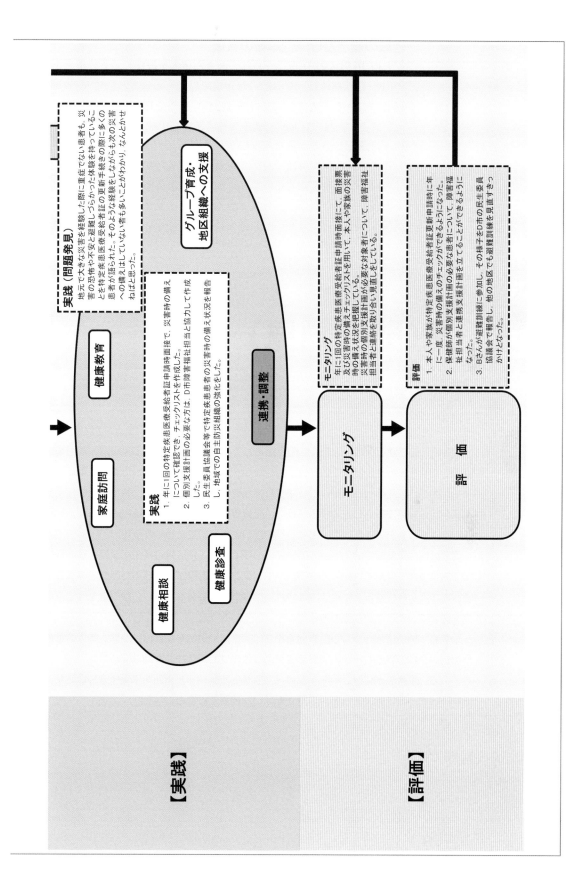

実践（問題発見）

地元で大きな災害を経験した際に重症でない患者も、災害の恐怖や不安と避難しづらかった体験を持っていることを特定疾患医療受給者証の更新手続きの際に次の災害への備えが語られた。そのような経験をしながらも次の災害への備えが語られた。そのような経験をしていない者も多いことがわかり、なんとかせねばと思った。

【実践】

健康教育　**家庭訪問**　**健康相談**　**健康診査**

グループ育成・地区組織への支援

連携・調整

実践

1. 年に1回の特定疾患医療受給者証申請時面接で、災害時の備えを確認でき、チェックリストを作成した。
2. 個別支援計画の必要な方は、D市障害福祉担当と協力して作成した。
3. 民生委員協議会等で特定疾患患者の災害時の備え状況を報告し、地域での自主防災組織の強化を図った。

モニタリング

年に1回の特定疾患医療受給者証更新申請時面接にて、面接時に災害時の備えのチェックリストを用いて、本人や家族の災害時の備え状況を把握している。災害時の個別支援計画が必要な対象者について、障害福祉担当者と連絡を取り合い見直しをしている。

【評価】

モニタリング

評　価

評価

1. 本人や家族が特定疾患医療受給者証更新申請時に年に一度、災害時の備えのチェックリストができるようになった。
2. 保健師が個別支援計画の必要な患者について、障害福祉担当者と連携支援計画を立てることができるようになった。
3. Bさんが避難訓練に参加し、その様子をD市の民生委員協議会で報告し、他の地区でも避難訓練を見直すきっかけとなった。

103

地域の概況及び保健事業の背景

　　人口10万人のD市は，以前，大きな災害を経験し多くの被害を受けた。管内のE保健所は，その際，特定疾患患者への対応として人工呼吸器装着患者について，速やかに安否確認を行い無事を確認した。

　　ところが，後に特定疾患医療受給者証申請手続きに来所した患者からは，口々に避難しづらかった状況が語られた。

　　そこで，E保健所は，翌年の更新申請手続時に重症度に関わらず，災害時の対応状況を確認するために，相談票に災害時の対応状況の項目を加えて面接を行ったところ，災害で恐怖や不安を覚えた体験を持ちながらも，当時もその後もこれといった備えはされていない患者が多いことに気づいた。

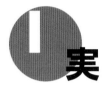

実　践（問題発見）

　　E保健所における特定疾患患者への支援として，災害時には，人工呼吸器装着患者の安否確認を速やかに行うことはできていた。しかし，地元で災害を経験した際に，重症でない患者も災害の恐怖や不安と避難しづらかった体験を持っていることを，特定疾患医療受給者証申請手続きの際に多くの患者が語られて，充分ではないことに気付いた。さらに，災害の経験をしながらも次の災害への備えはしていない者が多いこともわかった。

　　保健師は，災害時の備えは全ての住民に必要であり，特に特定疾患医療受給者証保持者の中でも身体が不自由で行動しにくいパーキンソン病患者等が，できるだけ緊急時に速やかに避難できるようにするために，本人や家族の取り組み姿勢を支援し，かつ地域ぐるみの支援策を講じていくことが必要と考えた。

　　しかし，怖い経験をしてもなお備えが充分できない現状を突き付けられ，本人や家族への危機対応意識の醸成と日頃の準備支援をどう仕掛けていくか保健師は悩んだ。

　　そこで，患者や家族は，年に1回は特定疾患医療受給者証更新申請手続きに保健所まで来所するので，その機会をうまく活用できないか検討することにした。

【既存の事業を使って情報収集を行う技】
年に1回ある申請手続きの機会を活用し，重症でない患者の災害時の恐怖や不安と避難しづらかった体験や次の災害への備えが不充分なことを聞き取り事業化へつなげていくことが必要である。

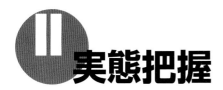

実態把握

特定疾患患者が災害時の備えが十分でないということに焦点を絞って，特定疾患医療受給者証申請手続き時の面接場面で実態把握をすることを考えた。

Aさん　パーキンソン病，80歳代女性，会話は可能だが小声，手指の振戦・動作緩慢・前屈姿勢・すくみ足・小刻み歩行あり，かかりつけ医に月1回受診している。家族は，80歳代の夫と二人暮らし。

　介護認定は，要介護2。介護サービスは訪問看護の入浴サービスのみで，胃瘻での食事，膀胱留置カテーテルでの排泄，手すりを使っての移動などもっぱら夫が行っている。通院等外出は，自家用車を夫が運転している。

　災害時は被災により，避難勧告が出たが，身体は不自由だし，避難所まで行くのも大変で行ってからも皆に迷惑がかかるからと気兼ねをして避難することをためらっていたが，結局，消防隊に救助された。その体験以来，何もする気が起きなくなっている。特段，災害時の備えもせず，今年の大雨時もやはり避難しなかった。

Bさん　パーキンソン病，60歳代男性，会話は可能だがこもったような小声，上下肢の振戦・動作緩慢・すくみ足・小刻み歩行・下肢の第4・5指拘縮あり，月1回市外のかかりつけ医に通院している。家族は，60歳代の妻と二人暮らし。

　介護認定は，要介護1で，介護サービスはほとんど利用していない。食事は妻が調理したものを自分で喫食し，排泄は，日中は自立しているが夜間は妻に負担がかからないようおむつをしている。1本杖歩行で通院などは妻が介助しタクシーを利用している。

　災害では避難勧告は出なかった。怖かったが大丈夫だろうと自主避難もしなかった。特に災害時の備えはしていない。

Cさん　パーキンソン病，60歳代女性，会話は可能だが大声は出ない，上下肢の振戦・動作緩慢・前屈姿勢・すくみ足・小刻み歩行あり，月1回市外のかかりつけ医へ通院している。家族は，70歳代の夫と二人暮らし。

　介護認定は要介護2で，介護サービスは，食事介助に週3回ヘルパー派遣，デイサービスを週2回利用，入浴はデイサービスで利用，訪問リハビリを週3回，時々ショートステイを

利用している。

　屋内は手すりを使用し独歩可能，排泄は，日中自立しているが夜間はおむつをしている。通院などは夫の運転で，自家用車を使用している。

　災害時，避難勧告は出なかった。身体が不自由なので移動は困るが，近所に親戚もいるので援助してもらえると思っている。特に災害時の備えはしていない。

　保健師は，Ａさん，Ｂさん，Ｃさんの共通点として，高齢者夫婦であり家族内で避難援助が期待できない家族構成であること及び身体症状があり動きづらさや歩行障害があること。また，会話はできるが大きな声が出しにくいので助けを呼びにくいこと。避難所生活についても介護が必要なため気兼ねをしており，できれば避難所へは行きたくないと思っていることなどを考えた。

　災害を経験して，うつ的にもなっている患者の気持に寄り添いながらも，次に来るであろう災害時に緊急避難できるような備えは必要であり，そのことを本人や家族が理解しながら準備できるよう支援する必要があると考えた。

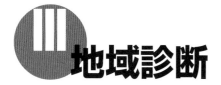

地域診断

保健師の見立てをもとに，以下のように地域の実態を整理し地域の課題を明確にした。

保健師が捉えた地域の実態

　特定疾患患者のパーキンソン病関連疾患患者は，食事，保清，排泄，移動などが不自由で日常生活の援助を必要としている者が多い。災害を経験しているが，今回の大雨でも避難せず，災害の備えを特にしていない者が約9割である。

事業実績

　特定疾患医療受給者証の更新申請手続きは，年1回保健所で行われているため，保健師はほとんどの患者と個別面接を実施し，生活状況を把握している。

保健統計

　管内特定疾患医療受給者証交付数や特定疾患患者数の推移を見ると災害発生時の備えが必要な対象者が増加していることがわかる。人工呼吸器装着患者が2名おり災害時の機器の使用上の課題について対策を構じる必要がある。

表1　特定疾患患者数の推移

	3年前	前々年	前年
特定疾患患者総数	1,000	1,100	1,200
神経難病	350	380	400
人工呼吸器装着患者	1	1	2

 明確になった地域の健康課題　特定疾患患者や家族が，速やかに災害時の緊急避難ができるように，平常時から準備し，年に1回の更新手続き時に確認できる地域の支援体制が必要である。

Ⅳ 活動計画（健康課題の対策）

　災害時の備えを聞き取る面接相談票案を他の地域の例を参考にしながら事業担当が作成し，部署協議，課長協議を経て所長決裁を得た。

　患者や家族が災害時の備えを意識する必要があり，年に1回の特定疾患医療受給者証申請の手続きに来所した機会に災害時の備えを意識し，確認する機会とすることを所内で検討した。

　その結果，安否確認，緊急連絡体制，速やかに避難できる体制を患者や家族と保健師が一緒に確認できるような面接票を作成し，個別支援計画が必要な患者については，D市高齢障害課と協力して作成することとした。

　また，患者や家族ができにくいことも確認し，近所の支援，近所付き合いについても考えられる機会にすることにした。

目的

　特定疾患患者が速やかに災害時の緊急避難ができるように健康危機管理支援体制を整備する。

【平常時からの危機管理の技】
災害が起こったときに備え，平常時から当事者の危機意識を高め，かつ維持し避難の準備を行い，避難時の支援体制を構築していくことが重要である。そのためにはどのような支援が必要か常に考え，事業化していくことが必要になる。

【関係機関と協働し，ツールを開発する技】
保健師は，市の関係機関と協働で，面接票や個別支援計画を作成している。一緒に作成し，実際に活用していくことで，おのずと協力関係も生まれ，課題にも対応しやすい関係を形成することができる。

■ 目標

1．本人や家族が平常時から災害時の備えを意識し，特定疾患医療受給者証更新申請時に確認できる
2．障害福祉担当が作成の個別支援計画の協議に参加できる
3．民生委員協議会が要援護者を交えて避難訓練等を企画するなど自主防災組織として強化できる

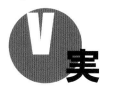

V 実 践

　本人や家族が，災害時の備えを意識して準備ができるために，保健師は，特定疾患医療受給者証申請窓口で用いる改定「災害時の備えチェックリスト」を作成し，本人や家族と一緒に確認していった。

1 特定疾患医療受給者証申請窓口で用いる「災害時の備え チェックリスト」を作成

　本人や家族が災害時の備えを意識しているかを確認するために以下の項目のチェックリストを本人や家族に記入してもらい，保健師と共に確認する。

1．安否確認ができる
　　①平常時から緊急時の連絡体制を確認しておく
　　②災害用伝言ダイヤル，災害用伝言版サービスを練習する
2．速やかに避難するための準備ができる
　　①非常用キットを用意しておく
　　　（3日分，一般的な非常用キットとは別に薬や血圧計などを3日分）
　　②避難所を確認しておく
　　③災害の備えを日頃から主治医と話し合い，本人または家族が治療法を言えるようにしておく（症状と薬名はしっかり覚える）
　　④避難訓練をしておく
3．セルフケアができる
　　①出来ることと出来ないことを本人も周囲の者もわかっておく
　　②避難生活で援助してほしいことをわかるようにしておく
4．地域でのコミュニケーションを大切にできる
　　①近隣との付き合いを大切にする
　　②班長，自治会長，民生委員，婦人部，消防団などの役員名を記載し挨拶をしておく

2 障害福祉担当と連携し，個別支援計画を作成

　地域での災害時の備えを支援するために，自力での避難が困難な要援護者として登録をされている特定疾患患者の個別支援計画について，避難所の選定や避難所までの移動支援方法など障害福祉担当と協議して作成することにした。

3 地域の自主防災組織の強化

　D市防災担当と協力し，民生委員や自治会長に対して地域での日頃の避難訓練に特定疾患患者を交えた訓練となるよう民生委員，自治会長に働きかけた結果，Bさんが参加できる訓練が実施できた（**資料 1**）。避難所まで家族と近隣の人の支援により，車いすで移動した（**資料 2・資料 3**）。その結果を民生委員協議会で報告し自主防災組織の強化を訴えた。

【市全体を巻き込み，まちづくりとして事業化する技】
保健師は，市の関係機関を巻き込み，まちづくりの視点で事業を位置づけている。この技は，施策として市に事業の必要性や予算化などに向けて意識付けを行う意味でも重要である。

【地域住民と協働できる技】
保健師は，地域の避難訓練に障害を持つ住民に参加してもらうことにより，様々な住民が地域に居ること，そして全員が避難の対象であり，支援していくことが必要なことを意識づける働きかけをしている。これは住民個々が地域の当事者としての互助意識を持つことにつながる，重要な活動である。

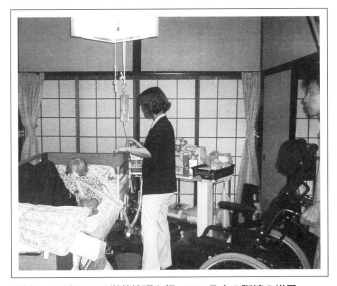

資料 1　歩行介助による訓練の様子

資料 2　胃瘻による栄養管理を行っている人の訓練の様子

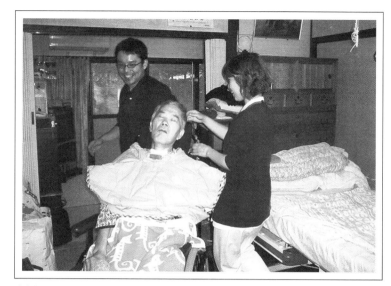

資料 3　車椅子による訓練の様子

　モニタリング

　　年に 1 回の特定疾患医療受給者証申請時面接にて，面接票及び災害時の備えチェックリストを用いて，本人や家族の災害時の備え状況を把握している。

　　災害時の個別支援計画が必要な対象者について，障害福祉担当者と連絡を取り合い見直しをしている。

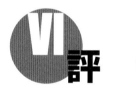 評　価

1 本人や家族が特定疾患医療受給者証申請時に，年に一度，災害時の備えのチェックができるようになった。

2 保健師が個別支援計画の必要な患者について，障害福祉担当者と連携し支援計画を立てることができるようになった。

3 B さんが避難訓練に参加し，その様子を D 市の民生委員協議会で報告し，他の地区でも避難訓練を見直すきっかけとなった。

おことわり：本章の写真は，事例とは関係がありません。

第 8 章

健康診査

—3 歳児健診から障害児の生活しやすい地域づくりへの展開—

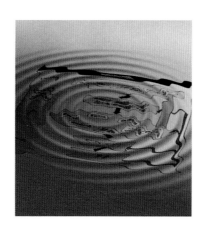

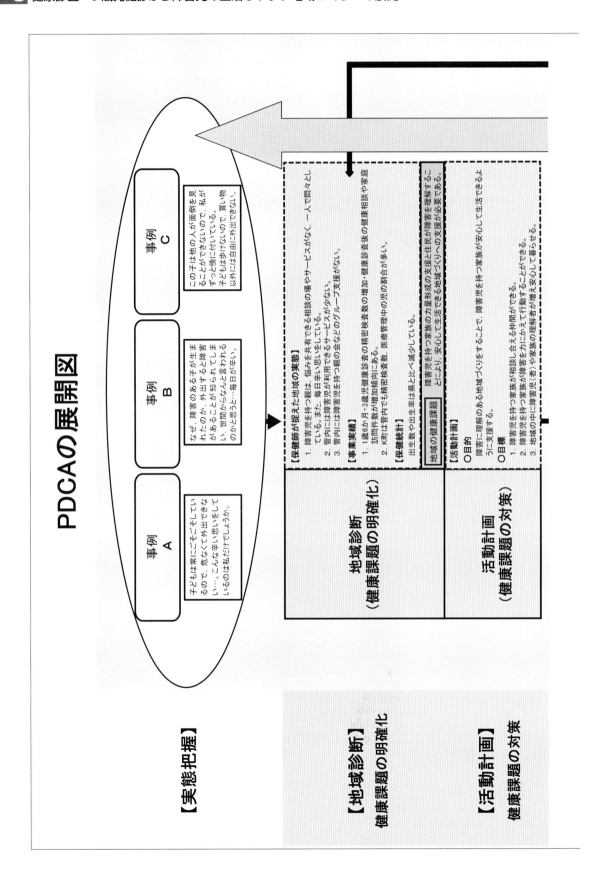

PDCAの展開図

【実態把握】

事例 A

子どもは常にこにこにこしているので、危なくて外出できない……。こんな辛い思いをしているのは私だけでしょうか。

事例 B

なぜ、障害のある子が生まれたのか、外出すると障害があることが知られてしまい、世間からなんと言われるのかと思うと…毎日が辛い。

事例 C

この子は他の人が面倒を見ることができないので、私がずっと傍に付いている。子どもは歩けないので、買い物以外には自由に外出できない。

【地域診断】
健康課題の明確化

地域診断（健康課題の明確化）

【保健師が捉えた地域の実態】
1. 障害児を持つ親は、悩みを共有できる相談の場やサービスがなく、一人で悶々としている。また、毎日辛い思いをしている。
2. 管内には障害児が利用できるサービスが少ない。
3. 管内には障害児を持つ親の会などのグループ支援がない。

【事業実績】
1. 1歳6か月・3歳児健康診査の精密検査数の増加・健康診査後の健康相談や家庭訪問件数が増加傾向にある。
2. K町は管内でも精密検査数、医療管理中の児の割合が多い。

【保健統計】
出生数や出生率は県と比べ減少している。

地域の健康課題：障害児を持つ家族の力量形成の支援と住民が障害を理解することにより、安心して生活できる地域づくりへの支援が必要である。

【活動計画】
健康課題の対策

活動計画（健康課題の対策）

【活動計画】
○目的
障害児を持つ家族が安心して生活でき、障害児を持つ家族が安心して生活できるよりに支援する。
○目標
1. 障害児を持つ家族が相談し合える仲間ができる。
2. 障害児を持つ家族が障害を力に代えて行動することができる。
3. 地域の中に障害児(者)や家族の理解者が増え安心して暮らせる。

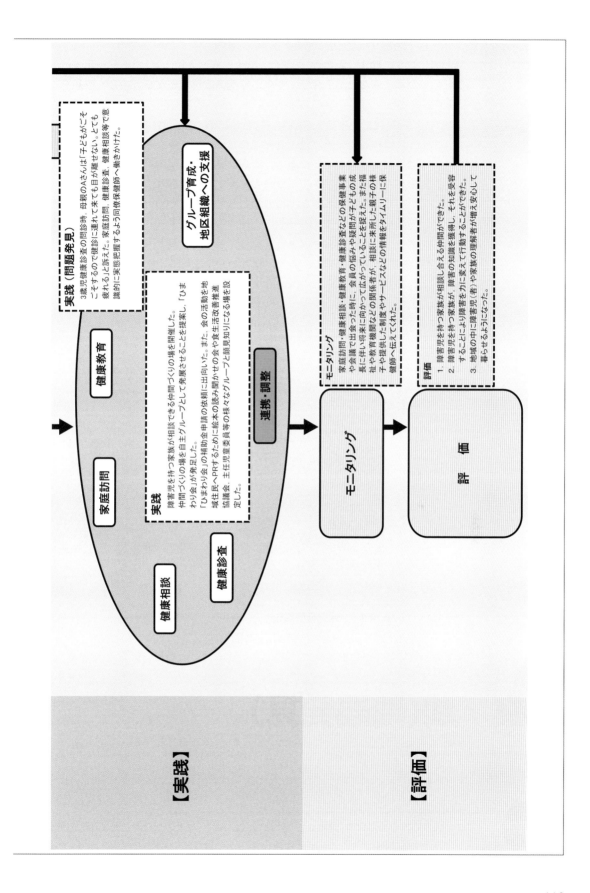

【実践】

【評価】

実践（問題発見）
3歳児健康診査の同時診 母親のAさんは「子どもがぐずするので健診に連れて来ても目が離せない。とても疲れる」と訴えた。家庭訪問。健康診査。健康相談等で意識的に実態把握する同僚保健師へ働きかけた。

健康教育

家庭訪問

健康相談

健康診査

実践
障害児を持つ家族が相談できる仲間づくりの場を開催した。仲間づくりの場を自主グループとして発展させることを提案し、「ひまわり会」が発足した。「ひまわり会」の補助金申請のために絵本の読み聞かせの会や食生活改善推進協議会、主任児童委員等の様々なグループと顔見知りになる場を設定した。

グループ育成・地区組織への支援

連携・調整

モニタリング
家庭訪問・健康相談・健康教育・健康診査などの保健事業や会議で出会った時に、会員の悩みや疑問が子どもの成長に伴い将来に向かって広がっていることを捉えた。また福祉や教育機関などの関係者が、相談に来所した親子の様子や提供した制度やサービスなどの情報をタイムリーに保健師へ伝えてくれた。

モニタリング

評価
1. 障害児を持つ家族が相談し合える仲間ができた。
2. 障害児を持つ家族が、障害の知識を獲得し、それを受容することにより障害を持つ子を支えて行動することができた。
3. 地域の中に障害児（者）や家族の理解が増え安心して暮らせるようになった。

評　価

地域の概況及び保健事業の背景

　K町は，人口19,000人，出生率6.2（人口千対）であり，年々減少している。みんなが子育てしやすい環境の改善と充実を目指した取組を行っている。

　3歳児健康診査（**資料1**）は発達において節目の年齢であり，身体発育及び精神運動発達，視聴覚障害などについて多くの専門職が関わりながら行うスクリーニングである。疾病や障害の早期発見・早期療育への支援のみならず，子育てをする親の育児不安が解消され，安心し自信をもって育児ができるよう多様な支援の場として充実させている。また，同じ時期の年齢を対象に集団健診として実施することにより，幼児期の健康課題を見出したり，健康教育の場ともなっている。

　3歳児健康診査により，障害が発見され早期療育へつなげていく支援が必要な児の母親への関わりを通して，共通の悩みを持つ家族が集まりお互いに支え合える仲間づくりが必要と考えた。

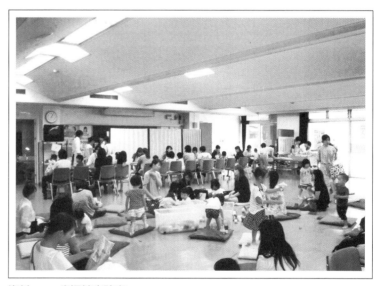

資料1　3歳児健康診査

① 実　践（問題発見）

 健康診査 　3歳児健康診査の問診時（**資料2**），母親のAさんは，「子どもがごそごそするので健診に連れて来ても目が離せない。とても疲れる」と訴えた。子どもは健診会場を走り回っており，

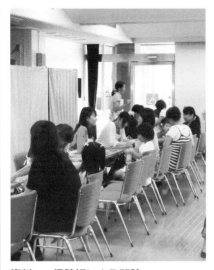

資料 2　保健師による問診

母親が抱こうとすると嫌がり，会場の外に出て行き母親が連れ戻しに行くことが数回あり，保健師とゆっくり話ができない状態であった。この時の母親の暗い表情が気になり，保健師は健診中の A さんと子どもの行動を見守りながら気に掛けていた。診察の結果，精密検査が必要となり，母親の表情を観察しながら受診を勧めた。また，精密検査後のフォローは，母親の気持ちが表出しやすく，子どもへの関わり方や子どもの様子，家族の関わりなどありのままを把握することができる家庭訪問の必要性を判断し，保健指導時（資料 3），保健師は訪問させて欲しいことをさりげなく伝えた。

　数日後，A さんより精密検査の結果，「子どもは自閉的傾向があると言われた」との電話連絡が入った。保健師は母親の声が沈んでいることに気づき，早めに家庭訪問をした方が母親の気持ちが安心すると判断した。

　障害児を持つ親が抱えている悩みや不安は，A さんだけではなく，他にも障害児を持つ親や家族であれば，共通の悩みや不安などがあるのではないかと保健師は判断した。このことをカンファレンスにおいて同僚たちへ問題提起し，家庭訪問，健康診査，健康相談などにおいて意識的に実態を把握するように働きかけた。

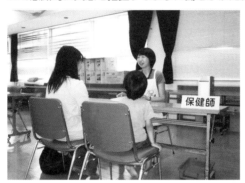

資料 3　保健師による保健指導

実態把握

　障害児を持つ親や家族は，子どもの育て方が悪いと思われているのではないか，子どもから目が離せないため心配や不安で心身共に疲弊しているのではないか，障害のある子どもを産んでしまった自責の念があり，辛い

思いをしているのではないかと考え，この点に絞って実態把握をすることにした。保健師たちは，家庭訪問，健康診査，健康相談，健康教育などの事業において実態把握を行った。

Aさん　自閉症を疑う児を持つ母親のAさん

　保健師はAさん宅へ家庭訪問し，子どもが家の中でも落ち着かずあちこちへ動きまわり，母親のAさんが家の出入口に柵を作り鍵を掛け，外へ子どもが飛び出さないようにしている様子や子どもの視線が合わないこと，言葉がオウム返しであることなどを観察した。精密検査の結果，「先生から自閉的傾向があるので，定期的に病院へ連れて来ること，子どもとしっかり接するように言われた。しかし，どのようにすれば治るのかは説明されなかった」と話してくれた。またAさんは，「私が子どもを産む時，仕事をしており忙しくしていたから，こんな病気になったのではないか。子どもは常にごそごそしているので，危なくて外に連れて行けない。広い所で遊ばせたいが，危ないし，私も付いて行くには体力的に難しい。夫も手伝ってくれるが，子育ては自分にすべてかかっている。子どもを置いて外へ買い物に行くのも大変で，出掛けられない。世間の人から子どもを変な子だと見られたくない，いろいろな子どもがいることをみんなに解ってもらいたい。こんな辛い思いをしているのは私だけでしょうか。私と同じような思いをしている人はいないのでしょうか。いろいろな所に参加して体験したら…と言われたが，健康な子どもを対象にしている教室が多く，うちの子が参加しても奇異な目で見られない場所はないですか」など涙を流しながら気持ちを表出した。保健師はAさんの辛い気持ちを受け止めた。

　父親からは，子どもの面倒を見るように努力しているが，仕事が忙しく家にいる時間が少ないことなどを聞き取った。祖父母は車で20分位離れた所に住んでおり，買い物に行く時は手伝って貰っていると語っていた。しかし，最近では孫の行動が活発になってきたため，祖父母も面倒を見ることが難しくなってきたことを聞き取った。子どものことで母親は様々な思いを持っており，それを話せる相手が少なく辛い思いをしていることを把握した。

Bさん　先天性疾患の児を持つ母親のBさん

　保健センターの個別相談に来所，Bさんの子どもは，生後11か月になるが，四肢の筋力が弱くお座りができず，哺乳力が弱く，授乳に時間がかかり母親が疲れていること，離乳食も進まず育てにくいなどの訴えがあった。また，「なぜ，こんな子が生まれたのだろうか」と保健師へ尋ねる場面が数回あった。保健師は何か他に気になることや心配なことがあるのではないかと考え，母親に家族の状況を尋ねた。Bさんは夫の祖父母から，「自分達の家系にはこんな子は生まれたことはない。なぜこんな子が生まれたのか」と責められたことを話してくれた。「なぜ障害がある子どもが生まれたのか。外出すると，子どもの月齢を聞かれたり，特有な顔であるため障害を持っていることが知られてしまう。世間からなんと言われるのかと思うと子どもを連れて外出もできなくなり毎日が辛い」という母親の辛さを受け止めながら保健師は訴えを聴いた。

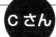 身体障害の児を持つ母親のCさん

　家庭訪問時，1歳10か月の子どもは，横になって遊んでいた。這うことや歩行ができず，有意語はなく意思疎通は大きな声で泣くだけであった。父親は児の受診時に車を運転することや，第1子の面倒はよく見てくれる。祖父母も買い物などの家事は手伝ってくれる。しかし父親も祖父母も意思疎通が難しい障害を持つ子どもの面倒は見てくれず，育児はほとんど母親が行っている。Cさんは，「この子は他の人が面倒を見ることができないので私がずっと傍に付いている。障害は治らないのでそれを考えると毎日が辛くなる。子どもは歩けないので，外出することはない。私も買い物以外には自由に外出できない。周りの人にもこの気持ちを言えない。自分だけでこの気持ちを抱えていると苦しくなる」と話してくれた。保健師は母親の気持ちに共感しながらじっくり話を聴いた。

 　保健師はAさん・Bさん・Cさんの訴えを聴き，障害児を持つ母親は辛い気持ちで生活し，目が離せず傍にいる状況が続くため疲弊していること，また母親が病気になった時や子どもの将来を考えた時に，この町には障害児が利用できるサービスがなく，身近に障害児を持つ親も少なく，情報が入り難い。気兼ねなく話せる場や社会資源が活用しやすいように調整することが必要であると考えた。

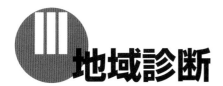

保健師の見立てをもとに，以下のように地域の実態を整理し地域の課題を明確にした。

■ 保健師が捉えた地域の実態

1．障害児を持つ親は，悩みを共有できる相談の場やサービスがなく，一人で悶々としている。また，家族や地域から「育て方が悪い」と言われることや，病気の子ども産んだ自責の念に駆られ，辛い思いをしている（表1）。
2．管内には障害児が利用できるサービスが少ない（表2）。
3．管内には障害児を持つ親の会などのグループ支援がない（表3）。
4．障害児の状況
　(1)障害者数は年々増加傾向にある。

(2)療育手帳の保持者が少ない。これは親が障害を認めたくないため療育手帳の申請が少ないことが考えられる。

表1　家庭訪問・健康相談から聞き取った親の声

①家庭でも，地域でも辛い気持ちを話すことができず，一人で悶々としている。同じ悩みを話す相手がいない。
- こんな辛い思いをしているのは，私だけでしょうか。私と同じ思いをしている人はいないのでしょうか。毎日が辛い。
- 外に子どもを連れて出ると一目で障害があると分かってしまう。
- 世間からなんと言われるのか考えるだけでも辛い。
- この子は他の人では見ることができないので，私がずっと傍についている。子どもは良くなることはないので，それを考えると辛くなる。
- 世間の人から子どもを変な子だと見られたくないし，色々な子どもがいることをみんなに解ってもらいたい。
- 療育手帳を申請すると小学校入学など子どもの将来が不利になるのではないか。

②家庭や地域から「育て方が悪い」「親が悪い」など責められている感じを持っている。
- 母親は祖父母から「母親の育て方が悪い。叱り方が悪いので，子どもがこんなになった。子どもへのしつけが悪い」と言われた。

③外出できない。
- 子どもは常にごそごそしているので，危なくて外に連れて出掛けられない。広いところで遊ばせたいが，危ない。私も付いていくには体力的に難しい。
- 子どもを置いて買い物に行くのも大変で，なかなか出掛けられない。
- いろいろな所に出て，体験したら・・・。と言われたが，健康な子どもを対象にしている教室が多く，うちの子が参加して，奇異な目で見られない場所ってないですか。

④育児を代わってくれる人が誰もいない。
- 夫も手伝ってくれるが，子育ては自分にすべてかかっている。

⑤自責の念に駆られる。
- 私が子どもを産む時，忙しく仕事をしていたから，こんな病気になったのではないか。
- なんでこんな子が生まれたのだろう。

表2　社会資源の情報　　　　　　　　〈福祉課資料〉

	県内	管内	町内
障害児保育	あり	あり	なし
子ども療育総合センター	なし	なし	なし
障害児デイサービス	数か所あり	一か所あり	なし
ショートステイ	数か所あり	一か所あり	なし

表3　県内の障害児(者)に関する社会資源

〈福祉課資料〉

	県内	近隣の市町村	管内	町内
自閉症児の親の会	なし	なし	なし	なし
障害児の家族会	あり	あり	あり	なし
障害児の親の会	なし	なし	なし	なし

■ 事業実績

1．1歳6か月・3歳児健康診査の精密検査数がわずかに増加している(表

　4）。

2．健康診査後の健康相談や家庭訪問の件数が増加傾向にある（**表5**）。

3．K町は管内の中でも精密検査数や医療管理中の児の割合が多い（**表6**）。

表4　1歳6か月・3歳児健康診査の精密検査結果の年次推移（人）

〈保健センター資料〉

			X1年	X2年	X3年	X4年	X5年
1歳6か月		精密検査数	2	3	2	3	3
	内訳	発達障害	0	1	1	0	1
		ことばの遅れ	0	0	0	0	0
		耳	0	0	0	0	0
		目	0	0	0	1	0
		その他	2	2	1	2	2
3歳		精密検査数	5	6	5	6	7
	内訳	発達障害	2	2	2	2	2
		ことばの遅れ	1	2	2	2	2
		耳	0	0	0	1	0
		目	1	0	0	1	1
		その他	2	2	1	0	2

表5　健康診査後の相談・家庭訪問等の実施状況（人）

〈保健センター資料〉

	X1年	X2年	X3年	X4年	X5年
健診後の相談件数	8	6	9	7	10
健診後の家庭訪問（未受診者含）	13	12	13	12	14

表6　保健所管内の市町村別3歳児健康診査の受診状況数及び要精密検査の状況

〈保健所資料〉

		X1年		X2年		X3年		X4年		X5年	
		人	%	人	%	人	%	人	%	人	%
K町	対象者数	120		118		117		115		119	
	受診者数	114	95.0	112	94.9	115	98.3	111	96.5	115	96.6
	要観察	12	10.5	11	9.8	10	8.7	10	9.0	13	11.3
	精密検査者数	5	4.4	6	5.4	5	4.3	6	5.4	7	6.1
	医療管理中	8	7.0	7	6.3	7	6.1	6	5.4	7	6.1
Y市	対象者数	400		430		441		421		422	
	受診者数	360	90.0	391	90.9	396	89.8	378	89.8	380	90.0
	要観察	35	9.7	37	9.5	37	9.3	38	10.2	39	10.3
	精密検査者数	14	3.9	16	4.1	18	4.5	16	4.2	17	4.5
	医療管理中	21	5.8	18	4.6	21	5.3	19	5.0	17	4.5
S町	対象者数	102		103		99		98		100	
	受診者数	99	97.1	97	94.2	95	96.0	96	98.0	94	94.0
	要観察	9	9.1	8	8.2	9	9.5	7	7.3	7	7.4
	精密検査者数	4	4.0	4	4.1	5	5.3	5	5.2	4	4.3
	医療管理中	5	5.1	4	4.1	5	5.3	5	5.2	5	5.3

■ 保健統計

K町の出生数や出生率は県と比べ減少している（**表7**）。

表7　K町の出生数・出生率（人口千対）
および県の出生率の推移　〈保健所資料〉

	出生数	出生率	県の出生率
X1年	136	7.1	8.9
X2年	129	6.7	8.7
X3年	124	6.5	8.4
X4年	127	6.6	8.4
X5年	118	6.2	8.0

明確になった地域の健康課題　障害児を持つ家族の力量形成の支援と，住民が障害を理解することにより，安心して生活できる地域づくりへの支援が必要である。

IV 活動計画（健康課題の対策）

【課題の明確化のための統計資料や聞き取り調査による資料作成の技】
保健師は関係機関の統計結果や聞き取り調査の結果をまとめ，資料を作成している。この技が課題の根拠をより明確化し，会議においても共通理解や目的の共有化につながりその後の連携活動がスムーズになる。

　障害児を持つ親が集える場を開催するために，福祉部門の関係者からの理解を得るための会議を計画した。会議では，生活実態として，動き回る子どもに怪我をさせないように柵を作り鍵を掛けるなど張り詰めた生活を送っていること，母親は育児だけで疲れてしまい，料理・掃除などの家事が十分できないこと，子どもから目が離せないため外出ができず，孤立した育児環境になっていることを保健所や福祉部門からの資料をまとめ情報提供した。また子どもの育て方が悪いと言われることや病気の子どもを産んだ自責の念に駆られていることも親の声として伝えた。地域の現状では，障害児と触れ合うことが少ないため，障害児を持つ親や子どもを奇異な目で見たり，障害児を受け入れる環境が乏しく，社会資源においても県内や管内と比較するとK町にはないことを説明した。障害児を持つ親が集える場を開催するために，保健所と町保健師全員で事前打合わせを計画するとともに，障害児を持つ親が集える場を企画した場合の参加への気持ちや日程，内容などの希望を聞き取った。

　会議や保健所との事前打合せ，障害児を持つ親の要望などを考慮した結果，次のことを活動計画とした。

■ 目的

　障害に理解のある地域づくりをすることで，障害児を持つ家族が安心して生活できるようにする。

■ 目標

1．障害児を持つ家族が相談し合える仲間ができる。
2．障害児を持つ家族が安心して利用できるサービスがある。
3．障害児を持つ家族が，障害を力に変えて行動することができる。
4．障害児を持つ家族のグループが結成され，主体的な活動ができる。
5．地域の中に障害児(者)や家族の理解者が増え安心して暮らせる。

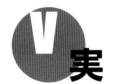

V 実　践

1 障害児を持つ家族が相談できる仲間づくりの場の開催

　障害児を持つ家族の会の発足に向けて，2〜3人でも出会い仲間づくりできる場(以下，仲間づくりの場)を開催した。障害児を持つ家族が日頃の子育てで感じていることや思い，生活の中で工夫していること，困っていることや悩みなど，参加した親子が自由に話せるような場を提供した。参加者同士が親しみやすくなるよう保健センターの畳の部屋を会場とした。特に子どもが安全に過ごせ，母親達が安心して話ができるよう，子どもの手の届く範囲には物を置かないなどの配慮をした。

　また，保健師は，仲間づくりの場に新たな母親や家族が参加した場合には声を掛け，他の参加者と交流ができるよう橋渡しを行った。お互いに自己紹介し新しい参加者の困っていることや悩みに対して，先輩の経験を話してもらうようにした。

　仲間づくりの場の終了後には，参加した親子の様子や状況を他の保健師へ情報提供し何時でも誰でも対応できるよう共有を図った。

2 仲間づくりから自主グループへの提案

　保健師は，参加者が同じ境遇を持つ仲間として，仲間づくりの場以外でもお互いが相談相手となり，買い物の代行や一時的に子どもを預かるなど助け合っていることを発言内容から把握した。「私だけが辛いのではない。ここに来ている親や家族はみんな辛い思いをしていることが分かった」「子どもの発達が遅く，できないことばかり嘆いても前には進めない。この子

【形成した場の安心と安全確保の技】
最初に参加する交流の場は，障害を持った児と参加して，何を話しても大丈夫と感じられる，安心な場であると共に，児の安全も確保された場を準備にすることが大切である。一緒に参加してもここなら大丈夫という感覚を持ってもらうことが，継続した参加につながる。

のために親として今できることを精一杯やってみようと思う」「仲間づくりの場に参加して他のお母さん達から元気や勇気を貰った。集まる回数がもう少し増えたらいいと思っている」「仲間づくりの場として，障害児を持つ親としてできることもしたい」などである。保健師は仲間づくりの場への参加回数は個人によりそれぞれ異なるが，最初から参加している親子は，子どもの障害を受容し，自分たちで活動を開始しようとする発言や行動が複数の参加者からあることを確認した。保健師は仲間づくりの場が徐々に軌道に乗り始めたと判断し，今集まっているこの仲間づくりの場を自主グループとして発展させた活動にしていくことを提案した。

❸ 「ひまわり会」発足への支援

障害児を持つ家族の会として仲間づくりの場が，「ひまわり会」となり発足した。会長や会計係，連絡係などそれぞれの役割や2か月に1回，定期的に開催することなどが決まった。

ひまわり会の発足後，しばらくは会長と役員で会の準備や運営などに関して，担当保健師が相談に乗りながら一緒に調整を行った。会長や役員がひまわり会の運営に慣れてきて相談回数が少なくなり，会員たちで運営ができるようになった頃を見計らい，自主運営ができるよう会長や役員を支援した。

自主グループとして活動していくために，組織の資料として会則や活動計画書・活動内容・活動実績・予算書・会員名簿など会長・役員と担当保健師が保健所保健師による助言を得ながら素案を作成した。最終的に会員の意見を参考に修正し資料を完成させた。

ひまわり会の活動の第一歩は，補助金獲得の取組であり，会長・役員・会員と一緒に会則や組織の資料を準備し社会福祉協議会局長，福祉部門職員へ活動状況を説明し，補助金申請の依頼に出向いた。

❹ 「ひまわり会」の原動力を引き出す

子どもの成長に伴う新たな親の悩みや疑問の解決には，関係機関（団体）や関係者に当事者が直接会って，現状説明や依頼などの意見を述べていくことが重要である。そのための関係機関（団体）や関係者との関係づくりを行っていくことは，利用しやすいサービスや改善につながっていく原動力になることを助言し，そのための調整を行った。

ひまわり会に対して関係機関の専門職から適切な支援が受けられるように福祉担当者，デイサービス提供施設，療育施設，教育委員会，児童相談所，障害者支援センターとの連絡を随時行い連携を図った。

❺ 「ひまわり会」の活動を地域住民へ PR

母子保健計画作成時，事前に会員へグループインタビューし意見を把握し，計画の中に取り入れてもらえる機会を設定した。健康づくり推進協議会など健康に関する団体の部会に会長や会員が参加できる場を設けた。

ひまわり会の意見が反映されて障害児(者)が暮らしやすい地域になるた

【グループの発展過程のアセスメントとエンパワメントの技】
グループの発達段階をアセスメントし，最初は丁寧に相談に乗り，グループの活動も共に行うなど支援するが，役割分担が進みその活動内容に主体性が見られるようになれば徐々に責任を担ってもらうようにしていく。その際には，いきなり手を離すのではなく，なにかあればいつでも関わりをもてるようにしておくことが重要である。

【活動に必要な資源獲得のための調整の技】
自主グループ運営に必要な予算獲得や会則等の組織運営に必要な資料作成への指導は，主体的な活動への重要な技術支援である。それを実行可能な能力を持つ人材の見極めと育成も必要となる。

めに，関係機関や団体への当事者の参画が不可欠と考え，会長や会員へ参加を呼び掛けた。さらにひまわり会への参加に伴う親子の変化や活動状況を発言できるよう十分な時間確保を設定した。ひまわり会に対してボランティアの協力が得られるようになり，計画表や事業報告を社会福祉協議会へ報告することで補助金が支給されるため，報告書の作成ポイントを伝えた。

　ひまわり会の活動を地域住民へ広げるために，絵本の読み聞かせの会や食生活改善推進協議会，児童委員等の様々なグループと顔見知りになる場を設定した。

【住民の声として発言する場を確保する技】
地域での主要な会議の場などで，住民代表として意見を述べる場を提供することは，活動への自信につながり，結果として市民の成熟度を上げることにつながる。

【地域の関係団体へ活動の PR と社会変容の技】
地域にある多様な組織とネットワークがつながることで，関係団体への周知につながり，新たな活動への糸口になったり，仲間やボランティアスタッフの参加につながる可能性がある。

　家庭訪問・健康相談（療育相談会・保育所巡回相談・発達支援学級）・健康教育・健康診査（女性のための健康診査，がん検診）などの保健事業や会議で出会った時に，会員からひまわり会の様子を引き出した。健康教育や健康診査の場では，会員の新たな疑問や課題を直接関係者や担当者のところへ出向き相談できていることを捉え，障害の段階に応じて主体的に活動していることや気持ちの変化を確認した。療育相談会や保育所巡回相談，発達支援学級などの健康相談の場では，障害児と関わる保育士，心理相談員などから，子どもや家族の様子を聴き，状況を掴み共有を図った。そこでは，会員の悩みや疑問が子どもの成長に伴い将来に向かって広がっていることを捉えた。

　福祉や教育機関などの関係者が，相談に来所した親子の様子や提供した制度やサービスなどの情報をタイムリーに保健師へ伝えてくれた。

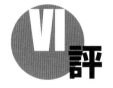

Ⅵ　評　価

1 障害児を持つ家族が相談し合える仲間ができた

　参加者は相談できる人や場が保健師のみではなく，ひまわり会の仲間や福祉担当者，教育委員会，社会福祉協議会の担当職員，障害者支援センターなどへ広がった。母親たちが安心して子どもを連れて参加できるひまわり会により，交流が盛んになり，互いが相談相手となり得る関係づくりができた。

　ひまわり会の発足時からの参加者は先輩として，みんなの相談役を担えるようにエンパワメントされた。

2 障害児を持つ家族が安心して利用できるサービスができた

参加者の提言により障害児保育が開催されるようになり，子どもがデイサービスに通うことができるようになった。

福祉担当者が障害児を持つ家族の大変さを理解し対応が改善された。そのひとつは，社会資源として障害児ホームヘルプサービスや夏期デイサービスが充実され，家族が安心して外出できるように整備された。もう一つは障害児のためのショートステイや災害時のショートステイの利用は，福祉担当者に連絡することで利用が容易になった。

3 障害児を持つ家族が障害を力に変えて行動することができた

参加者は地域の人に障害児を理解してもらえるよう積極的に外出や関係部署に出向くことを心掛け，周りの目を気にしない強さを獲得した。また，病気や障害を理解し受容することにより，子どもの潜在能力を可能な限り伸ばしてやろうと考えるように変化した。障害の子どもが地域で見守られながら暮らすために，母親たちはどこの機関に支援を求めたらいいのかが分かり，関係機関や団体へ直接働きかけ，様々なサービスを獲得していく力を身に付けた。

参加者は障害児を持つ家族の気持ちや体験を周囲の人へ伝えることができた。

参加者はひまわり会の活動の様子や社会資源などの情報提供ができたり，

資料4　活動紹介のリーフレット抜粋（表）

子どもの成長に伴う課題について問題提起できるようになった。さらに参加者は支援される側から町民主催の教育講演会の共催団体の一員となり，町民を支援する立場へとエンパワメントされた。

4 障害児を持つ家族のグループ「ひまわり会」が結成され主体的な活動ができた

会員は会長だけに運営を任せるのではなく，得意分野を活かしみんなで協力し合いひまわり会を盛り上げるよう変化した。

会員たち自身で活動計画を立案し，予算内でなるべく安価なものを手に入れようと「手作りの方が安い」「家にあるものを使用しよう」など知恵を出し合いながら，楽しんで前向きに活動ができるようになった。また活動報告も作成できるようになった。

5 地域の中に障害児（者）や家族の理解者が増え安心して暮らせるようになった

ひまわり会の声を行政へ伝えることにより，保健福祉のネットワークが形成され，お互いに相談し合える体制が整備された。

保健師から保健計画策定の場へ会長や役員などが参加するように勧められると，躊躇せず積極的に参加しひまわり会の活動状況や意見，気持ちを表現することやリーフレットを作成し（資料4，資料5）視覚的にも活動を紹介することができるようになった。住民がひまわり会の活動を知ること

活動していて「こんないいことあるよ」「今後こんなことしてみたいな」

○○○の会
・会に入り年齢の異なる方と出会え将来の事も語れて勉強になった。（先輩お母さんの話・福祉・健康）
・悩みの種類が違っても悩みをもつ親同士の語らいの場があるのは嬉しい。（一般の乳幼児サークルには参加しづらい。
・辛くて涙が出たこともあったが話しを聞いてもらえ一緒に活動に参加することで励まされ強くなれた。辛い時に話せる仲間の存在は大切
☆今後も学習を深めながら交流を深めたい。
☆他のグループの交流をとおし障害を知ってもらいたい。それが偏見をなくすことに繋がると思うから。
☆今回の出会いから「読み聞かせの会」や「食推さんとの料理教室」「○○○○○○○○○」との合同研修や交流」が出来たらいいな。

○○○○○○○○の会
・障害がある方の事がわからなかったら今の自分はなかった。人生が変わる出会いだったと思う。
・役に立つことが出来て自分自身も元気でいられる。
・話しも出来なく表情の暗い精神障害の方から出会った時に声を掛けられると嬉しい。
・料理の時にみんなが意見を出し合い作るのが楽しい。
・当番以外の方が自発的に参加してくれるのが嬉しい
・思いやりがあり優しい方ばかりで気持ちが癒される。
・会に参加することで生き甲斐を感じる。またみんなでやろうと思える。
☆お金の面や協力機関があればいいな。

○○○○○の会
・子供が好き　・絵本が好き
・子供の目や表情から気持ちが通じ合える。
☆子供が豊かに育って欲しいので活動の幅を広げていきたい。
☆「○○の会」の事を知り，会員に伝え交流を検討していきたい。

食生活改善推進協議会
☆まだ地域には食推の活動を知らない住民もいる。今後，幅広く地域と関わっていきたい。
☆「食」は大切なので活動を沢山の人に知って欲しい。
☆今後遠慮無く声をかけて欲しい。

健康体操
・体が動くのが楽になった
・障害の方の参加があり一緒に踊れるようになっ出来るようになったり・・・る。
・体操は勿論，仲間づくり

男性の料理教室
・生きるからには元気でいたい。食べることは大切なので男性も料理を習うことが大事だと実感できた。
・教室に参加することが自身の健康につながる。
・一緒に何かをするという仲間意識がいい。
☆料理教室だけでなく色々な行事にも参加していきたい。
☆参加したら面白いことが沢山あるので声をかけ

健康体操○○○
・みんなと集まって体を動かしたりおしゃべりしたりが楽しい。
・自分の健康づくりしか考えていなかった。みんなのために活動している方に感心

母子保健
・人生を見ていくことが
・顔なじみになれば地
・若い人に関われるの
・肩書きがあるから地
☆母子推の不在地区

健康体操○○○
・定年後に何をして過ごそうかと思っていたが楽しみが出来た。

資料5　活動紹介のリーフレット抜粋（裏）

により障害児(者)や家族の気持ちを自然な形で理解することへつながった。そうしてひまわり会へ協力するボランティアグループの増加と理解者が地域の中に増えた。

おことわり：本章の写真は，事例とは関係がありません。

グループ育成

―病院保健師の病室訪問から NICU ママ友づくりへの展開―

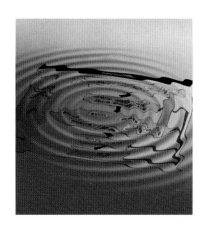

PDCAの展開図

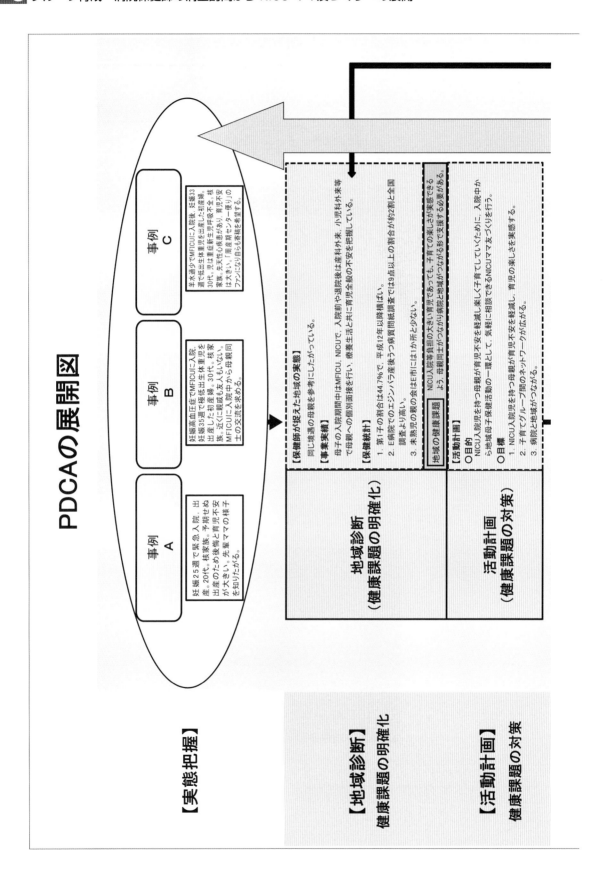

【実態把握】

【地域診断】
健康課題の明確化

【活動計画】
健康課題の対策

事例 A

妊娠25週で緊急入院。出産。20代。核家族。予期せぬ出産のため後悔と育児不安が大きい。先輩ママの様子を知りたがる。

事例 B

妊娠高血圧症でMFICUに入院。妊娠35週で極低出生体重児を出産した初産婦。30代。核家族。近くに親戚も友人もいない。MFICUに入院中から母親同士の交流を求める。

事例 C

羊水過少でMFICUに入院。妊娠33週で低出生体重児を出産した初産婦。30代。児は重症新生児呼吸不全。家族。先天性心疾患があり、育児不安は大きい。「周産期センター便り」のファンになり2回目にも容態を案ずる。

地域診断
（健康課題の明確化）

【保健師が捉えた地域の実態】
同じ境遇の母親を参考にしたがっている。

【事業実績】
母子の入院期間中はMFICU。NICUで、入院前や退院後は産科外来、小児科外来等での母親への個別面接を行い、療養生活と共に育児全般の不安を把握している。

【保健統計】
1. 第1子の割合は44.7%で、平成12年以降横ばい。
2. E病院でのエジンバラ産後うつ病質問紙調査では9点以上の割合が約2割と全国調査より高い。
3. 未熟児の親の会はE市には1か所と少ない。

地域の健康課題 ── NICU入院等負担の大きい児であっても、子育ての楽しさが実感できるよう、母親同士がつながり病院と地域のつながる形で支援する必要がある。

活動計画
（健康課題の対策）

【活動計画】
○目的
NICU入院児を持つ母親が育児不安や子育てしていくために、入院中から地域母子保健活動の一環として、気軽に相談できるNICUママ友づくりを行う。

○目標
1. NICU入院児を持つ母親が育児不安を軽減し、育児の楽しさを実感する。
2. 子育てグループ間のネットワークが広がる。
3. 病院と地域とつながる。

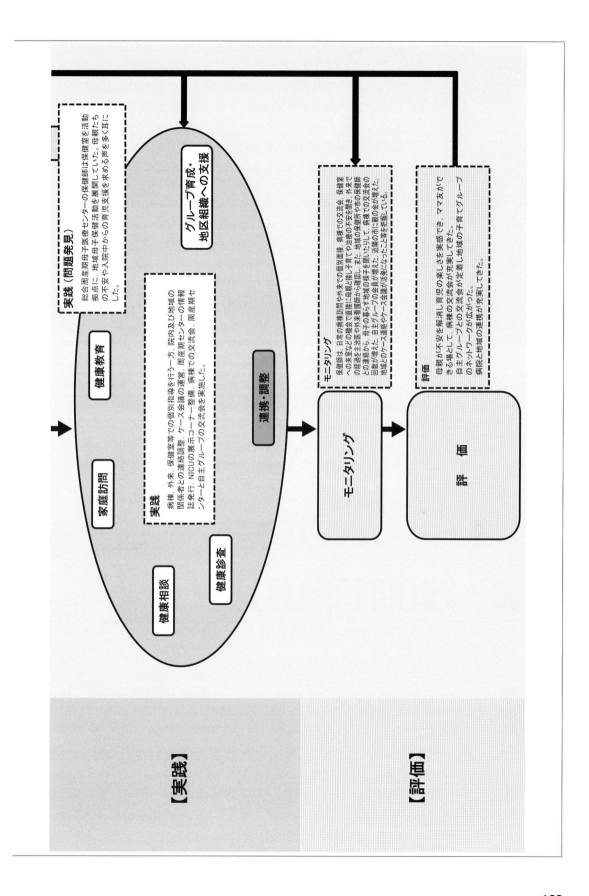

【実践】

実践（問題発見）
総合周産期母子医療センターの保健師は保健室活動を拠点に、地域母子保健活動を展開していた。母親たらの不安や入院中からの育児支援を求める声を多く耳にした。

健康教育

家庭訪問

健康相談

健康診査

グループ育成・地区組織への支援

実践
病棟、外来、保健室等での個別指導を行う一方、院内及び地域の関係者との連絡調整、ケース会議の運営、周産期センターの情報誌発行、NICUの展示コーナー整備、病棟での交流会、周産期センターと自主グループの交流会を実施した。

連携・調整

モニタリング

モニタリング
保健師は、日常の病棟訪問や外来での個別面接、病棟での交流会、保健室への来室などの機会で母親と接し子育てや治療の不安を聞き、地域の保健師や市外来看護師との連絡から、母子の暮らしや地域の様子を聞いたりして、病棟での交流会の回数が増えた。自主グループの会員が増えた。近隣の市に親の会が増えた。地域とのケース連絡やケース会議が活発になったこと等を把握している。

評価

評価
母親が不安を解消し育児の楽しさを実感でき、ママ友ができる場として、病棟の交流会が充実してきた。自主グループとの交流会が定着し地域の子育てグループのネットワークが広がった。病院と地域の連携が充実してきた。

【評価】

地域の概況及び保健事業の背景

　人口約 150 万人の D 県では，少子化が進む中で低出生体重児の割合が増加しており，次代を担う子ども達が健やかに生まれ育つ環境づくりの一環として，総合周産期母子医療センター(以下，周産期センター)を中核に各地域において中心となる地域周産期母子医療センターと産科医療機関や助産所など地域の周産期医療施設が連携する周産期システムを構築して，安心して安全に妊娠・出産・育児ができる総合的な周産期医療対策を推進することとした。

　そのため，県立 F 病院に周産期医療システムの中核となる総合周産期母子医療センターを開設し，県保健師 1 名を配属した。

　保健師は病院内で地域母子保健活動を展開する拠点として保健室を設け，MFICU(母体胎児集中治療室)6 床や NICU(新生児集中治療室)12 床での周産期医療を必要とするハイリスク母子に，入院中の病室，通院や健康診査で訪れる外来などで面接し，最適なサービス提供のため院内の関係部署との連携に務めた。

　また，以前は退院してから退院時連絡票を最寄りの保健所または市町村保健センターに送付していた連絡体制から，入院中から連絡を取りケース会議を行うなど県内各地の保健師とのネットワークを生かし院外の地域の関係機関・関係者とのきめ細かな連絡調整に努め，母子がよりスムーズに安心して地域に帰られるよう努めた。

　その一方で，子育て支援の観点から負担の多い妊娠・出産・育児であっても子育ての楽しさを実感して退院してもらえること，母親同士が交流できることを考えつつ，当面，周産期センターでの出産手記やスタッフの紹介，周産期センターや保健室の PR 等も兼ね情報誌の発行に努めていた。

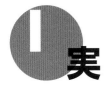

実　践(問題発見)

グループ育成

　周産期センター保健室での地域母子保健活動を開始する中で，産後うつ傾向があり病室訪問を行っていた A さんから，「初めての子どもが未熟児でとても家に帰って育てられるか，この子が大きくなれるか心配です。皆さん，無事に子育てをしておられるのでしょうか。どなたか先輩ママを紹介してもらえないでしょうか」と尋ねられた。

　一方で，未熟児の親の会である自主グループが周産期センターを訪れ，「自分たちは以前の NICU に世話になった者で自主サークル活動を行っているが最近は加入者がないので PR をお願いできないだろうか」と相談を持ちかけた。

　保健師は，母親の育児不安を軽減するには同じ立場の母親との交流が役立ち，また，育児

不安は子どもの成長に従って形を変え続くものなので退院後も気軽に相談できる人間関係が続くことが必要と考えていたので，この機会に入院中の母親と既存のサークルをつなげようと決心した。

　NICU を退院した後，母親は様々な不安を抱えて子育てを行っているのではないかと考えた。

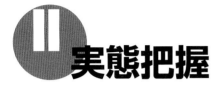

実態把握

　未熟児の親の会である自主グループの PR を行いながら，病室訪問や外来での母親との面接で育児不安と母親どおしの交流について聞き取ることを考えた。

A さん　　A さんは，妊娠 25 週で出血のため MFICU に緊急入院したものの，数日後に出産となり，児は超低出生体重児（1,000 g 未満）で NICU に入院した。初めての妊娠出産で思いもかけず早く出産したため子どもを迎える育児用品の準備も心の準備も十分にできておらず，後悔ばかりを口にしていた。夫との 2 人暮らしで，夫は勤めが忙しく，面会に来ても短時間で帰っていた。MFICU は完全個室の上，安静指示もあり他の母親との交流はなかった。

　NICU での面会時，A さんは我が子を保育器のそばで見守り，時折，スタッフと会話を交わしているものの，隣の保育器の母親と会話する場面は見かけなかった。後で聞くとなぜ入院しているのかわからないので声を掛けにくいとのことだった。

B さん　　妊娠高血圧症にて，MFICU に 3 か月入院後，35 週で出産した。児は極低出生体重児（1,000 g 以上から 1,500 g 未満）で NICU に入院した。第 1 子で核家族。夫の仕事の関係による転入で，県内に親戚はなく友人も少ないとのことであった。明るい性格で母親同士の交流，ベテランママのアドバイスなどを望んでいたが，全室個室の上に安静指示が多い MFICU の患者はそのような機会がとても少なく残念がっていた。

C さん　　羊水過少で MFICU 入院し 2 週間後，33 週で低出生体重児を出産した。児は重症新生児呼吸不全で NICU 入院。第 1 子。核家族。

　C さんは，MFICU 入院中は安静のため病室からなかなか出られなかったが，周産期センターの情報誌を読み，面白いのでバックナンバーも読みたいと希望されたので，第 1 号から

を綴りにして渡した。読書後に面白かった，自分も書くことは好きなので記事を書きたいと言われたので原稿依頼をした。

　出産は比較的落ち着いていたが，先天性心疾患のため児がいずれ心臓手術をすることになり，産後の育児不安は大きく同様の子どもの様子を知りたがった。

事例からみえた保健師の見立て

　Aさん，Bさん，Cさんのように MFICU に入院しているハイリスク妊婦は全室個室であり，また，安静指示や行動制限等のため，他の母親との交流が持ちにくい。周産期センターでは妊娠中に母親教室が企画されているが参加の機会を逸したり受講者と同時期に入院するとは限らず，交流の機会はほとんど無いに等しい。

　核家族も多く面会者は少なく，病院スタッフは救命処置等高度な医療現場での対応が優先され，入院中の母親は不安を抱えがちであった。

　また，出産後も NICU の面会時間は限られており，その時間帯は複数の母親や父親が面会に入室するのだが，Aさん同様 NICU 内ではほとんど親同士の会話はなかった。このような状況から MFICU や子どもが NICU に入院している母親は交流なく孤立していることが多く，不安を抱えたまま育児を行っているため，その支援が必要と考えた。

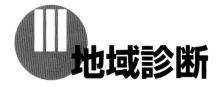

Ⅲ 地域診断

保健師の見立てをもとに，以下のように地域の実態を整理し地域の課題を明確にした。

■ 保健師が捉えた地域の実態

1．D県には，年間数十名の未熟児が出生するが，通常の子育てサークルでは馴染めなく，育児相談や受診など個別サービスに頼りがちである。未熟児の親のサークルとしては，当時，E市の自主グループと他市に2か所のみである。

2．F病院は，E市で唯一 NICU や MFICU がある周産期の拠点病院であるとともに県内の拠点病院であり，県内各地から重症妊産婦や重症新生児が搬送されている。病院スタッフは，限られた人数で，重症妊産婦や重症新生児の高度な周産期医療に日夜精力を注ぎ込んでおり，育児支援まで十分に手が回らない状況であった。

■ 事業実績

　母子の入院期間中は MFICU，NICU で，入院前や退院後は産科外来，小児科外来等で母親と個別面接を行い，療養生活と共に育児全般への不安を把握している。

■ 保健統計

1．D 県は全国同様，出生率は年々減少し，低出生体重児は年々増加しその割合は全国より高い（図 1）。
2．周産期センターでは，分娩数が開設以来約 1.5 倍に増加，紹介件数も約 1.5 倍増加した。帝王切開は年間約 200 件のうち緊急帝王切開が過半数を占める。
3．エジンバラ産後うつ病質問票調査を周産期センターで出産した産婦を対象に実施したところ，回答率　74.1%，EPDS9 点以上の割合約 2 割で，全国調査 13.9%[1]に比べて高かった。

　1）鈴宮寛子他「産後うつ病の全国実態調査ならびに早期スクリーニングと援助方法の検討」平成 14

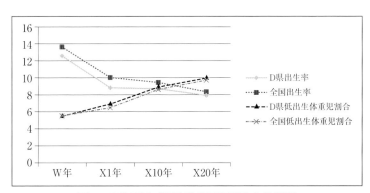

図1　出生率及び低出生体重児割合年次推移

明確になった
地域の健康課題
　　NICU 入院等負担の大きい育児であっても，子育ての楽しさが実感できるように母親同士がつながり，病院と地域がつながる形で支援する必要がある。

Ⅳ 活動計画（健康課題の対策）

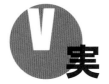

【施設内で母親同士が交流できる事業を企画する技】
入院中の母親同士の交流が難しい状況のアセスメントから，施設内での交流を目的とした情報誌の提供，環境整備，交流会実施，地域自主グループとの交流等を企画している。この段階の母親たちのニーズを今後の育児の課題解決という中・長期の目標設定で捉えたうえで，今ここで何が必要かまでをアセスメントし，企画化していくことは重要である。

保健室で素案を作成し，関係者の意見を汲みながら修正した案を周産期センター運営会議に諮り取り組んだ。

保健師は，子育ての楽しさが実感できるような支援を入院中から開始し，退院後の地域母子保健活動につなげるために周産期センターの情報誌に加えて，母子保健室の環境整備，NICU 入口周辺の展示コーナー，交流会，自主グループとの交流会などを企画した。

■ 目的

入院中から母親同士の交流の機会や育児情報の提供を図り，退院後も地域において，楽しく子育てができることをめざす。

■ 目標

1．NICU 入院児を持つ母親が育児不安を軽減できる
2．NICU 入院児を持つ母親が育児の楽しさを実感できる
3．NICU 入院児を持つ母親がママ友を持つことができる場として，病棟の交流会が充実する
4．自主グループへの交流会が定着する
5．子育てグループ間のネットワークが広がる
6．病院と地域連携が充実する

Ⅴ 実　践

1 周産期センターの情報誌の発行

周産期センターが開設された半年後に新しい施設の紹介と基本理念の周知のため創刊号を発行し，以来毎月1回の発行を続けている。

3号からは育児不安の軽減や育児の楽しさを伝えようと「こんにちは！赤ちゃん」欄を設けて周産期センターで出産した母親の感想や役立ったことな

ど先輩ママからの一言を掲載し，スタッフにも親しみを持ってもらえるようスタッフのリレーエッセイも掲載した。

　情報誌はＦ病院内のロビーや廊下の掲示板に掲示するとともに，周産期センターでは希望者が持ち帰れるよう複数部を設置した。Ｃさんからの希望でバックナンバーの綴りを周産期センターの待合に設置するようにした。

　また，県内の周産期関係施設，保健所，保健センターにも配布し，誰もがみられるようＦ病院のホームページにコーナーを作った。

2 保健師の活動拠点である保健室の環境整備

　保健師の活動拠点として保健室を提案し，誰もが気軽に出入りできる部分をオープンスペースにした。育児向けのパンフレットや絵本なども用意した。

　しかし，相談者によっては落ち着かないので，隣室をゆっくり相談できる相談室に改修してもらい，退院後も子どもと訪ねやすくなるよう授乳やおむつ替えが楽なようにカーペット敷きの部分も設けた。

　MFICU入院中の母親がゆっくり歩いてきたり，健診に来院した母親が待ち時間の間や終了後に寄ったり，時には10代の未婚妊婦が彼を同伴し結婚の相談に寄ったりした。

　また，病院内スタッフや地域の保健センターや児童相談所などの関係者とミーティングも行っていた。オープンスペースをこころがけた結果，街道の交差点のような情報の交差点になったように感じるほど賑わった。

3 NICU の展示コーナーの整備

　NICUには周産期センター専用のエレベーターを使用する。ドアが開いた時，目に飛び込むところに飾棚がある。そこをヒーリングアート（患者の心を和ませ，治療に助力する芸術）のように，少しでも母親や家族，あるいはスタッフが心和むように飾りつけを行った。周産期センターの職員が自主的に勤務時間外に集まり，企画から小物作りをし，月1回飾りつけを変えていった（**資料１**）。

　このコーナーに周産期センター便りやそのバックナンバー綴りを設置した。また，傍の壁に掲示板をつりさげて自主グループの活動紹介などいろいろな情報を掲示した。

4 母親の交流会を開始

　母親同士の交流，育児の楽しさを味わえる場として，産科病棟の一角を利用して，毎週1回，昼食後の時間帯に絵本の読み聞かせや手遊び，折り紙など親子で楽しめるメニューを用意した。指導には，Ｇ保育士がボランティアとして，少しでも母親がほっとして優しい気持ちになれればと協力を申し出てくれた。

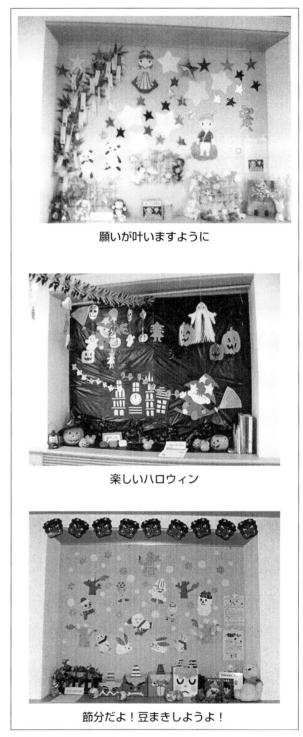

願いが叶いますように

楽しいハロウィン

節分だよ！豆まきしようよ！

資料 1　NICU 展示コーナー

5 周産期センターと自主グループの交流会を開催

　自主グループの呼びかけで NICU 入院児や病院スタッフ，地域の保健師等との交流会を年 1 回開催することにした。

　内容は，小児科医の講話や質疑応答，お互いが親しくなれるように歌やゲームを交えての交流会である。開催場所は，F 病院大会議室とし，開催日は，病院の外来がない土曜日の午前中 2 時間程度である。参加者は，NICU 入院児（退院児）を持つ母親，病院スタッフ（主治医，看護師，保健師），市町村保健師，保健所保健師等 50 名程度であった。

【地域と組織の人材を交流させる技】
入院中の母親とスタッフの交流，また地域のサークル活動のスタッフとの交流や情報交換を通して，地域に戻ってからの育児をスムーズにする支援をすると共に，今後の連携も見越してスタッフ同士も交流させ，また活用することによって活動への共通理解を促すなどの良い循環にもつながる。

6 地域関係機関との連携

　退院前に周産期センターで主治医（必要時，産科，新生児科，精神科），病棟看護師（または助産師），外来看護師（または助産師）など院内の関係者と市の保健師，保健所の保健師，保育所，児童相談所等地域関係者とのケース会議を行い，問題点や将来目標を共通認識し，それぞれの役割を確認した。

　退院前に地域関係者を母親や子どもと面会させスムーズなフォローにつなげ，退院後も必要時，ケース会議を開催しチームとしての関わりを続けた。

【地域での生活を見据えたネットワークづくりの技】
保健師は対象者が地域で生活することを考えて，病院のみならず，地域の関係機関を含めて広い視野でネットワークづくりを行っている。

　保健師は，日常の病棟訪問や外来での個別面接，病棟での交流会，保健室への来室などの機会で直接に母親と接し子育てや治療の不安を聞いたり，外来での経過を主治医や外来看護師から確認したり，地域の保健所や市の保健師との連絡から，母子の暮らす地域の様子を聞いたりして，病棟での交流会の回数や参加者が増えた，自主グループの会員が増えた，近隣の市に親の会が増えた，地域とのケース連絡やケース会議が活発になったこと等を把握している。

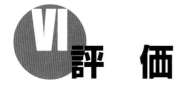

VI 評　価

1 母親が不安を解消し，ママ友ができる場として，病棟の交流会が充実してきた

1．病棟での交流会や周産期センターの情報誌，自主グループとの交流会など母親同士，関係者との交流の機会が増え母親が前向きに楽しく育児ができるようになった。
2．病棟の交流会が，病棟スタッフも運営に加わり週3日に増え，より母親同士の交流が持ちやすくなった。
3．病棟の交流会に自主グループのメンバーが参加し，年1回の交流会や活動展示に加えて随時交流が図れるようになった。

2 自主グループとの交流会が定着してきた

1．自主グループとの交流会は，診察室ではなくゆっくり主治医に相談ができ，友達も出来たと母親から好評であり，また，スタッフからも児の成長や母親の成長が確かめられると好評で，自主グループの主体性を重んじながら，病院，地域が協力して毎年の開催を継続させている。
2．自主グループへの参加者が少し増え，会の運営見通しが明るくなった。

3 子育てグループのネットワークが広がった

1．D市の子育て支援カレンダーに自主グループの活動が掲載され，母親がサークルを選ぶ選択肢が増えた。
2．近隣の市にある未熟児の親の会から見学があり，次第に交流が始まり，それぞれの機関誌に他のサークルの紹介が掲載されるようになった。

4 病院と地域の連携が充実してきた

1．病院と地域のつながりが細やかになり，外来受診や入院時点で病院側からケース連絡を始めていたものが，外来受診前などに地域から連絡・相談をもちかけられることが増えてきた。
2．退院後においても地域からのケース会議開催の要望が増えてきた。

第 10 章

グループ育成・地区組織への支援

―将来構想会議の発言から
健康づくり推進グループ結成への展開―

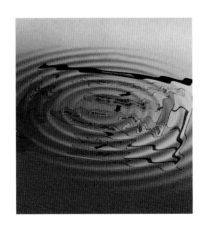

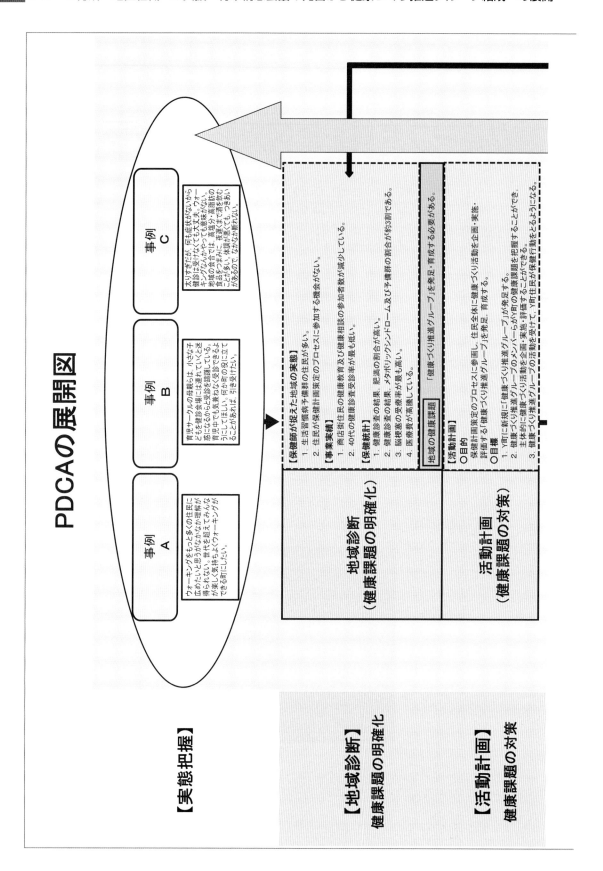

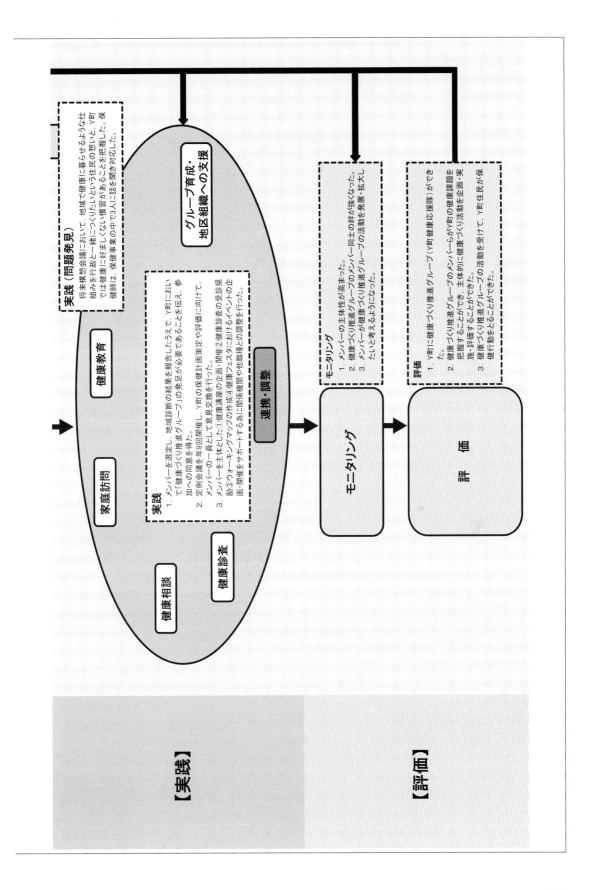

地域の概況及び保健事業の背景

　Y町は，県の中央部にある平野に位置し，自然環境に恵まれた地域である。肥沃な土壌を活かした農村地域であり，米やブドウの生産量が県下でも多い。10年前よりX市のベッドタウンとして，若い世代の転入もみられるようになったが，人口は約2万人で数年横ばいである。

　大きな産業や学校等もなく，古くからの商店街は次々に閉鎖しており，町に活気がない。高齢化率は約26％であり，生活習慣病の増加及び医療費の高騰が町の重要課題となっている。

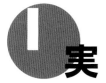

I 実　践（問題発見）

グループ育成・地区組織への支援

　年に1回開催される将来構想会議において，自治会長（70代男性）は，Y町では住民が意見を出す機会が少ないことを述べたうえで，「地域住民がいつまでも健康に暮らせるような対策を行政と一緒に考えていきたい」と発言した。保健師は，自治会長の発言に感謝の意を表し，これからの健康づくりに向けて，現在Y町において何か気がかりなことがあれば，もっと教えて欲しいと参加者の語りを引き出した。

　婦人会長（60代女性）は，婦人会の中でも高血圧の薬を飲んでいるメンバーが年々増えていることや，近隣の住民が心筋梗塞や脳梗塞で倒れ，自分の健康に危機感や不安をもっている住民が多いことを語った。また，Y町職員（50代男性）は，Y町では昔から近隣とのつきあいを大切にしており，住民同士による会合が積極的に行われていること，しかしその会合とはいわゆる"飲み会"であり，夜遅くまで暴飲暴食がみられることを語った。

※保健師は，参加者の語りから，Y町において生活習慣病あるいは生活習慣病予備軍が多いという実態を把握した。そして，これらの背景には生活習慣病についての知識・認識の不足，健康にとって好ましくない慣習があるのではないかと考えた。

II 実態把握

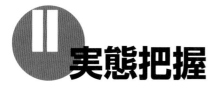

　保健師は将来構想会議での発言を受け，更に詳しくY町の実態を把握するため，日頃の保健事業において関わりのあるウォーキンググループ代表

のAさんにインタビューを行うことにした。次に，多くの"ママ友"をもつ
育児グループ代表であるBさんから若い年代の保健行動について話を聞く
ことにした。また，Y町の行事で積極的に活動しているCさんにも声をか
け，住民同士の会合（＝飲み会）の様子について聞いてみることにした。C
さんは，健康診査が未受診であり，その理由も尋ねてみることにした。

Aさん　60歳代　女性：主婦（ウォーキンググループ代表）

Aさんは，夫婦でY町の糖尿病予防教室に参加し，そこで学んだウォーキングを自主的に継続することによって，血糖値を下げ，肥満傾向であったが適正体重に戻すことに成功した。このことをきっかけに，もっと多くの住民にウォーキングを広めたいと思い，8年前にウォーキンググループを発足させた。しかし，ウォーキンググループの活動については，周囲の住民になかなか理解を得ることができず，最近では退会者も増えており，何か対策はないかと悩んでいる。

Aさんは保健師に，「Y町では，昼間は農作業をしている住民が多いので，ウォーキングをしていると"怠け者"と非難されることがある。そのため，今年からできるだけ夜間にウォーキングを行うことにした。しかし，コースが田んぼのあぜ道で歩きにくく，さらに街灯もないので事故の危険性がある」と不安そうに話した。そして，「もっと若い人達にもウォーキングの良さを体験してほしい。世代を超えてみんなで楽しく気持ちよくウォーキングができる町にしたい」と話した。

保健師は，Aさんによるこれまでの活動を認め，「このウォーキンググループがこれから継続できるよう一緒に対策を考えたい」と伝えた。Aさんは「そう言ってくれて本当に心強いです。あきらめずにこれからも頑張ります」と力強く答えた。

Bさん　40歳代　女性：主婦（育児サークル代表）

Bさんは，2年前，夫の転勤により他県から転入してきた。転入してきた当時は，近所づきあいがなく外出の機会も少なかったため，孤独感を感じ，育児に関するストレスが大きかった。しかし，保健師から育児サークルの紹介を受けてからは，積極的にママ友をつくるようになり，現在はその代表者として，転入者を迎え入れて子育てイベントを開催するなど，中心的役割を果たしている。

Bさんは，「育児サークルの母親達は，自分の健康づくりにまで目が向いていない。どちらかというと外見重視というか，モデルのような体型を目指して，食事を抜くなど無理なダイエット法も流行している」と語った。また，「最近，育児サークルでは，健康づくりというより，気分転換として運動したいとの声が多くあるので，何か計画したいと思っている。保健師さんに協力をお願いしたい」と話した。保健師が，昨年のY町の健康診査報告書を示しながら，若い年代の主婦の受診者は非常に少なく，かつ運動不足であることを説明すると，Bさんは，「小さな子どもを健診会場には連れていくと迷惑になるから，受診することを躊躇している母親もいる。子どもがいても気兼ねなく受診できるようにしてほしい」と話した。また，「子育てにしても，病気や介護のことにしても，行政がきちんとしてくれないと困る。

皆が安心して暮らせるようにどうにかして欲しい」とも訴えた。

保健師はBさんがインタビューに応じてくれたことに感謝し,「育児サークルの母親が気分転換に運動ができ,気軽に健康診査が受けられるための環境をBさんや他の住民と一緒につくっていきたい」と伝えた。Bさんは,「私でも何か町にとってお役にたてるならいつでも！」とにこやかに答えた。

Cさん

50歳代　男性：自営業（商店街会長，PTA会長）

Cさんは,Y町で生まれ育ち,夫婦で酒屋を営んでいる。年配の人とのつきあいも多く,また,若い年代の住民とも親しい。現在は,商店街会長とPTA会長をしている。Cさんは最近,町の活気がなくなっていることを心配し,以前のように元気でみんなで支えあえる町にしたいと願っている。しかし,実際には,どのような方法で,町に貢献したらよいのかわからないと悩んでいる。

Cさんは,夫婦共に5年前より健康診査が未受診であった。その理由を保健師が尋ねるとCさんは,「周囲から太りすぎと言われるが,何も症状がないから健診は受けなくても大丈夫。昔に比べて医療は進歩しているから,悪くなってから治療しても間に合う」と話した。また,「最近,妻から健康のために一緒にウォーキングをしないかと誘われたが,そんなものはやってもまったく意味がない」とも話した。

Cさんの妻は,健康診査を受けない理由について,「子どもにもお金がかかるし…。もし今病気になったら店を休まないといけなくなるから」と答えた。そしてCさんが席を外した際に,「主人はコツコツと運動なんかするタイプではないし,ウォーキングなど近所の人に見られたりしたら,恥ずかしいのでは…」と語った。Cさんは,商店街やPTAの会合として仲間と食事する機会が多く,唐揚やポテトフライ,イカの塩辛などの高塩分・高脂肪の食品をつまみながら,夜遅くまで酒を飲んでいることも話してくれた。そして,「お酒がないとなかなか本音は語り合えない。時間をかけて語りあうからこそ,仲間意識が強くなる」「皆とにかく酒が強い。時々体調が悪いから,あまり飲みたくないと思うけれども,今後のつきあいを考えるとなかなか断れない」と語った。

事例からみえた保健師の見立て

保健師は,Aさん・Bさん・Cさんのように“健康づくりを広めたい”“町に貢献したい”と思っても,うまく実行できない住民が,他にも存在するのではないかと考えた。このような住民は,現在のY町にとって重要な人材である。これらの住民が結束し,活躍できる機会をつくれば,主体的にY町の健康づくりを推進してくれるのではないかと見立てた。

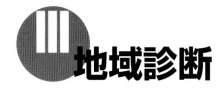
地域診断

保健師の見立てをもとに，以下のように地域の実態を整理し地域の課題を明確にした。

■ 保健師が捉えた地域の実態

１．生活習慣病及び生活習慣病予備軍の住民が多い。

①住民の生活習慣病に関する知識・認識不足がみられる。

②近隣との関係性を重んじる住民が多く，生活習慣病になりやすい慣習がある。

２．健康づくりに関して住民の主体性が乏しい。

①住民が地域の健康課題を把握しておらず，保健計画策定のプロセスに参画する機会がない。

②行政依存で，地域の健康課題を住民自らの力で主体的に解決しようとする意識が乏しい。

■ 事業実績

１．健康教育及び健康相談の参加者数が減少している（表１）。

特に商店街住民の健康教育及び健康相談の参加者数が減少している。

２．健康診査受診率が減少している（表２）。

中でも40歳代の健康診査受診率が最も低く 7.2％である。

表1　Y町健康教育（運動教室）参加者数　年次推移

年度	H17	H18	H19	H20	H21	H22
参加者数(人)	474	448	322	289	236	215

表2　Y町健康診査受診率　年次推移

年度	H17	H 18	H19	H20	H21	H22
受診率(%)	26.8	25.2	22 2	21.0	20.8	19.4

　保健師は，Y町の課題を整理していく中で，まず住民が保健行動をとることができるように環境を整備することが重要であると実感した。保健師は，現在のY町では近隣との関係性を重んじ，生活習慣病になりやすい慣習がみられるが，行政のサポートによっては，このような地域の結束力を活用して生活習慣病になりにくい慣習をつくることができるのではないか

と考えた。Y町の住民は，これまで保健計画策定のプロセスに参画する機会を持たなかった。しかし，実際に"町に貢献したい""行政と共に活動したい"と思う住民が存在している。保健師は，このようなリーダーシップを発揮できる住民らをグループ化しサポートすることで，Y町において住民同士のネットワークを生かしたダイナミックな健康づくり活動が可能となると判断した。

　ヘルスプロモーションの理念に基づいて，Y町の住民同士が互いを気にかけ，疾病の予防と健康を保持増進するための体制を確立するためには，まずは行政を主導として『健康づくり推進グループ』を発足させ，メンバーが主体的に健康づくり活動を企画・実施・評価できるように育成する必要性があると考えた。

■ 保健統計

1．健康診査の結果，肥満の割合が高い（**図1**）。特に40歳・50歳代男性の肥満の割合が高い。
2．健康診査の結果，内臓脂肪症候群（メタボリックシンドローム）及び予備群の割合が約3割である。
3．脳血管疾患の受療率が年々高くなっている。中でも脳梗塞の受療率が最も高い。
4．医療費が高騰している。

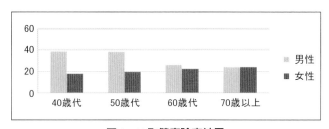

図1　Y町健康診査結果
BMIが25.0以上の割合（単位：%）

　疾病の予防と健康を保持増進する体制を地域の中で確立するために，「健康づくり推進グループ」を新規に発足し，メンバーが主体的に健康づくり活動を企画・実施・評価できるように育成する必要性がある。

Ⅳ 活動計画（健康課題の対策）

　保健師は，まず同僚に意見を求め，健康づくり推進グループの発足と育成に関する起案書を作成し，上司から承認を得た。その後，保健センター内の全員で活動計画の詳細を検討し，起案書の加筆・修正を行った。さらに，Y町連絡調整会議の場において関係機関にも趣旨を報告し，承認を得た。

■ 目的

　保健計画策定のプロセスに参画し，住民主体に健康づくり活動を企画・実施・評価する『健康づくり推進グループ』を発足，育成する。

■ 目標

1．Y町に新規に健康づくり推進グループが発足する。
2．健康づくり推進グループのメンバーらが，Y町の健康課題を把握することができ，活動方針を定めることができる。
3．健康づくり推進グループのメンバーらが，主体的に健康づくり活動を企画・実施・評価することができる。
4．健康づくり推進グループが，Y町の保健計画策定のプロセスに参画することができる。
5．行政や関係機関と協働することで，健康づくり推進グループが継続・発展する。
6．健康づくり推進グループの活動を受けて，Y町住民が保健行動をとるようになる。

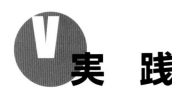
実　践

【組織の要となるキーパーソンを選定する技】
担当する地域において活動を進めるにあたりリーダーとなるようなキーパーソンを常に把握し、関係を普段から作っておくことは重要。

　保健師は，Y町の状況をよく把握しており，すでに何らかの地域活動を実践しているなど，地域において活動を進めるにあたってリーダーシップがとれそうな住民を条件にメンバーを選定したいと考えた。そして，将来構想会議で発言した自治会長，婦人会長と，グループ発足のきっかけになったAさん・Bさん・Cさん，さらには食生活改善推進員や公民館事業のボランティアなど，15名に声をかけることにした。

　まず，保健師はそれぞれのメンバーに自らの地域診断の結果を報告した。そして，Y町の健康づくり推進グループ発足の必要性を熱心に伝えた。その結果，全メンバーから参加への同意を得ることができた。

　保健師は，ここでの15名は，あくまでも"発足時のメンバー"と捉えていた。今後の企画によってはもう少し人手が必要になることも予測できたが，保健師は，活動の進捗状況に応じて，このメンバーが中心となってメンバーを編成していくほうがよいと考えていた。保健師はこのメンバーであれば，企画に適した人材を集めることができると信じていた。

　保健師は，健康づくり推進グループを今後運営していくにあたりメンバーから事前に意見を集め，原則月1回の定例会議を実施することを決定した。定例会議の各回の内容は，以下のとおりである。

■ 第1回定例会議

　第1回の会議で，初めてメンバーの顔合わせを行った。メンバーらが緊張した様子であったため，保健師は場の空気が和むような話題を提供し，年齢や性別に関係なく自由に会話ができるような雰囲気づくりを行った。そして，メンバーが捉えている自分自身や家族，近隣住民の健康課題を聞き出し，共通する内容を整理しながら，意見交換が円滑に進むよう働きかけた。

【発言しやすい雰囲気作りの技】
その場の雰囲気を良くする工夫をすることでチームとしての関係性を構築する工夫は重要。

　意見交換のプロセスで，メンバーらが比較的ポジティブな健康意識を持っていることを掴んだ保健師は，メンバー以外の住民にも直接，健康意識を尋ねてはどうかと提案した。この提案は，保健師が実際の住民の健康意識はそれほど高くないことをメンバーにも感じ取って欲しい，Y町住民のニーズにあった健康づくり活動を企画して欲しいと考えたからである。

　メンバーらは，保健師の意見に賛成し，第2回定例会議までに身近な住民へインタビュー調査を実施することにした。

2 第 2 回定例会議

　第 2 回の会議では，メンバーらがそれぞれ行った健康意識に関するインタビュー調査の結果を報告しあった。また，保健師も住民に無作為で実施したアンケート結果をメンバーに報告した。その結果，メンバーらは Y 町住民の健康意識が想像していたよりも低いことを実感し，「自分たちがなんとかしなくては…」と発言するようになった。保健師は，メンバーの士気の高まりを感じ，メンバーが健康づくり推進グループで主体的かつ効率的に活動できるように，これから先，メンバーの編成はメンバーらによって決定するよう勧めた。さらに，健康づくり推進グループの活動に愛着がもてるよう，グループ名もメンバーによって決定するように勧めた。

　メンバーらは，いきいきと話し合いをすすめ，健康づくり推進グループを『Y 町健康応援隊』と名付けた。さらに，メンバーの中から，他にもこのような取り組みを行っている町があるのかという質問を受けたため，保健師は，先進地である W 町の保健師に相談してみるのでメンバーの中から数名視察に行ってはどうかと提案した。後日，メンバーのうち 5 名が W 町に行き，『すこやか W 町 21 委員会』の活動について話を聞いた。

【自己決定を促す技】
住民の自己決定を尊重し，自分たちで決めるよう進めることは今後の会の自主性につながる

3 第 3 回定例会議

　第 3 回の会議では，W 町の視察についてメンバー 5 名から報告が行われた。C さんは，「隣の W 町にできるなら，きっと我々にもできるはず」と発言した。保健師は，メンバーが更に主体的に健康づくり推進グループの活動を運営していけるよう，司会や記録なども全てメンバーに任せることにした。また，W 町の活動を参考に，まずスローガンと目標を全員で検討し，その後それらを達成できる条件について話し合ってはどうかなど，今後の進め方について提案した。活発な討議の末，メンバーらはスローガンを「元気いっぱい笑顔いっぱい Y 町」，目標を「住民が，生活習慣病に対する知識を深め，自らの生活習慣を改善することができる」とした。保健師は，健康づくり推進グループの発足を多くの住民に知ってもらいたいと考えスローガンや目標を公民館に掲示するとともに来月の Y 町の広報誌に掲載することにした。

4 第 4 回定例会議

　第 4 回の会議では，保健師とメンバーとで，目標達成に向けた活動内容とスケジュール，役割分担を検討した。活動内容を検討するにあたっては，多くのメンバーらが，「専門家からの講話を聞くと知識がつくはず，生活習慣病も改善する」と発言した。保健師は，メンバーから出された意見は尊重しつつも，知識提供だけでは保健行動にむすびつきにくいことをわかりやすくメンバーに伝えた。そして，実際に Y 町の健康教育(運動教室)に参加したことのある A さんに経験談を話してくれないかとお願いした。A さんは，「私は運動教室に何年も通って，運動が体によいと理解することができた。でもなかなか行動には移せなかった。たとえ行動に移せたとしても，

3日坊主だった。これではいけないと，保健師さんに相談したところ，同じように悩んでいる人を何人か集めてくれて，一緒に時間を決めてウォーキングをするようになった。…みんなでやれば，励みになるというか，無理なく楽しく続けられるものですよ」と話した。Cさんは，「本当にそんなもんなのかな…」と首をかしげていた。メンバーの一人から，今年の活動内容として"体験"をキーワードにしてみてはどうかという提案があった。それは，健康に関する講義を聞いてみる，健康診査を受けてみる，みんなで運動してみるなど，何かひとつでも住民がこれらを体験し，それがきっかけとなり健康づくりがはじめられたらそれでよいのではないかというものであった。保健師は，これらの意見に賛同し，大きな目標はクリアすることが難しいので，まずはなるべく小さな目標にしたほうがよいと説明した。

　結果，今年度の活動内容は，①健康講座を企画・開催する②健康診査の受診勧奨を行う③ウォーキングマップを作成し，活用の推進をはかる④健康フェスタでイベントを企画・開催することに決定した。

　保健師は，会議の終盤に，発言が少なかったメンバーにも意見を求めるようにした。メンバーの中で一番年下で発言を遠慮していたBさんは，「若い世代も気軽に参加できたら，もっと活気づくと思う」と意見を出した。さらにBさんが，イベント等の企画が大好きで，チラシやパンフレットを作るのが得意なママ友がいることなどを話すと，他のメンバーから，次回から健康づくり推進グループに入って欲しいとの声があがった。

　保健師は，日頃から育児サークルを支援していることもあり，Bさんが紹介した住民をすぐに思い浮かべることができた。保健師は，会議の雰囲気を和ませながら，新メンバーの依頼をするのであれば，明るく気さくなCさんが適任ではないかと話した。Cさんは，照れくさそうに保健師の依頼を引き受けた。後日，Bさんのママ友の2名が新規メンバーとして健康づくり推進グループに加わった。

5 第5回定例会議

　第5回の会議では，健康講座の企画について話し合いを行った。保健師は，メンバーに多くの住民が集まる市民ホールとY町の中で健康診査受診率の低い商店街の公民館で健康講座を行ってはどうかと提案した。メンバーらは，保健師の作成した資料に目を通しながら，この提案を受け入れることにした。そしてメンバーらは，保健師に講話をして欲しいと依頼した。保健師は，メンバーからの依頼を喜んで引き受けるとともに，管理栄養士や医師会にも協力が得られそうなので，声をかけてもよいかとメンバーに確認した。これは保健師が，今後に向けて様々な専門職によってメンバーらの活動を後押ししたいと考えていたからである。

　第5回定例会議後には，Bさんと新規メンバーらが，健康講座に関するチラシやポスターの作成に取りかかりたいと申し出てきた。保健師は，すぐにでも作業にとりかかれるように，Y町の生涯学習センターの会議室を1週間確保することにした。Bさんと新規メンバーらの積極性に影響を受けたのか，婦人会のメンバーが「役にたてるかどうかわからないけど，作業

【発言を促す技】
メンバー全員の考えや意見を引き出すことは組織活動の方向の共有やチーム作りに有効。

【住民の声を目標にすり合わせてキャッチする技】
住民の生の声を聞いて活動目標へ近づいていることをキャッチする。

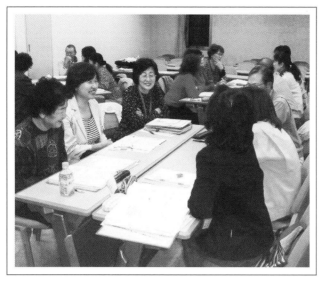

資料 1　自由に発言できた

中には，子どもさんの面倒をみておきますよ」と声をかけていた。また他の
メンバーらも「チラシやポスターができたら，すぐに町内に配るから任せ
て」と声をかけていた。保健師は，メンバー間の絆が強くなっていることを
実感した。保健師は，急いで保健センターに戻り，生活習慣病に関する最
新のデータを収集し，講話の内容について同僚や上司に相談した。

6 第 6 回定例会議

　メンバーらは，健康診査の受診勧奨の方法について話し合いを行った（資
料 1）。B さんは，「健康講座のチラシやポスターを作るときに，婦人会に
安心して子どもを預けることができた。健康診査の時にも協力してもらえ
たら嬉しい」と発言した。話し合いの結果，今年度の健康診査では，会場に
婦人会による託児ブースを設置することが決定した。さらに，メンバーが
所属する団体や居住地区においてきめ細やかに受診勧奨を行うことが決定
した。保健師は，メンバーに健康診査の法的な根拠や内容，受診の際の注
意事項などを詳しく説明した。保健師が作成した健康診査の案内状を見た
メンバーが，「去年，受診した人の声をいれると関心を持って読んでくれる
かもしれない」「これは私達が配りますよ。任せて下さいね」と声をかけてき
た。保健師はメンバーとの関係が以前よりも深くなったと実感することが
できた。

7 第 7 回定例会議

　第 7 回の会議では，ウォーキングマップ作成に向けて話し合いを行った。
保健師は，日頃の保健事業での経験を話し，特色の異なるウォーキングコー
スを作り，住民が自分の生活にあわせて選択できるようにしてはどうかと
提案した。メンバーらは，地図を広げて，「ここは車が多い」「ここは街灯が
ない」などと意見を出し合った（資料 2）。保健師はマップを作成する前に，

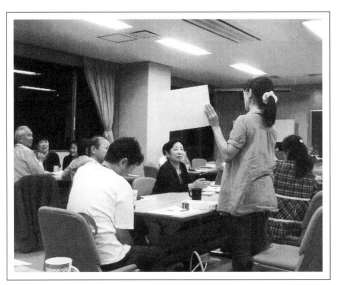

資料2　メンバー全員で話しあった

メンバーで実際に歩いてみてはどうかと提案した。また，効果の高いウォーキングを行うためにも，保健事業で関わりのある健康運動指導士にも協力が得られるよう調整を行った。第7回定例会議の1週間後，メンバーのみでウォーキングを行うことが決定した。

8 第8回定例会議

　メンバーらは，第7回定例会議後に実施したウォーキングの感想を語り合いながら，レベル別のコースを決定した（資料3）。健康講座のチラシやポスターを作成したメンバーから，「今回のウォーキングマップは，編集が難しく自分達の力ではできない」との意見がでた。保健師は，その場ですぐに公民館へ問い合わせを行い，パソコン教室の講師から協力が得られないかを尋ねた。さらに，保健師は全世帯に配布できるよう，広報担当課とも打ち合わせを行った。保健師は，メンバーの士気が下がらないよう少しでも早くウォーキングマップを完成させ，住民に配布したいと考えていた。

9 第9回定例会議

　第9回の会議では，Y町の健康フェスタに向けて話し合いを行った。メンバーからは，前回完成したウォーキングマップを実際に活用したイベントを行いたいとの意見が多数出た。その結果，メンバー主催で「ウォーキング大会」を実施することが決定した。保健師は，当日のブースや予算，参加する住民に対する安全面への配慮及び対応策の必要性について説明し，メンバー以外にもボランティアを募集してはどうかと提案した。

　上記の定例会議を経て，メンバーらは，当初の予定通り健康講座の企画・開催，健康診査の受診勧奨，ウォーキングマップの作成とイベント（ウォーキング大会）の企画・開催を実現し，それらを評価することができた。保健

師は，その全プロセスに関与し，常にメンバーの主体性を高める支援を行った。

　保健師は，健康づくり推進グループが発足し，1年が経過した時点で，健康づくり推進グループの活動内容とY町住民の保健行動との関連性を整理し，広報誌及びホームページでその功績を紹介するとともに，健康づくり推進グループの活動が継続・発展できるように，メンバーにY町の保健計画策定を行うワーキンググループに参加してはどうかと提案した。また，メンバーらに了承を得たうえで，上司へY町将来構想会議にメンバーを同席させてほしいと依頼した。

【事業継続を支援する技】
この1年の事業のまとめとして功績を紹介するなど，活動を評価し，モチベーションを上げてから次の事業展開を提案し，事業継続への支援を行っている。

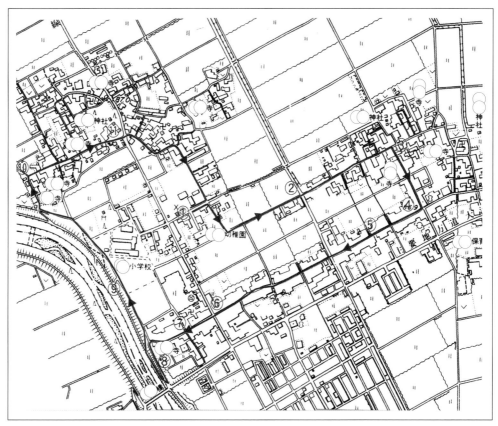

資料3　ウォーキングコース

> **モニタリング**
> 　保健師は，定例会議の様子からメンバーらの主体性を確認した。メンバーらは定例会議の終了時刻を過ぎても，活発に地域の健康課題について意見を出し合い，企画がより良いものとなるよう案を練っていた。メンバー全員と個別に話す機会をつくり，相談を受けた際，メンバーらは，「早く企画を実践してみたい」「もっと対象の幅を広げてみたい」「活動費用が欲しい」などと活動を発展・拡大させたいという想いを語った。また，メンバー同士の絆が次第に強くなっていることを保健師に伝えた。さらに公民館の職員からは，メンバーらが地域住民に自分たちの取り組みを伝え，熱心に参加や協力を呼びかけている様子を聞いた。

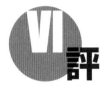

Ⅵ　評　価

■1 Y町に主体的な健康づくり推進グループ（名称：Y町健康応援隊）ができた

■2 健康づくり推進グループのメンバー（以下メンバー）が，Y町の健康課題を把握することができた

■3 メンバーが，地域の健康課題解決に向けた活動方針を設定することができた

■4 メンバーが，主体的に健康づくり活動を企画・実施・評価することができた

①メンバーが，健康講座を2回企画・開催し，住民に生活習慣改善の必要性を伝えることができた。
②メンバーが，健康診査の会場に託児ブースを設置するなど，受診しやすい環境を整えた。
③メンバーが，積極的にY町住民に対して健康診査の受診勧奨を行った。
④メンバーが，Y町のウォーキングマップを作成し，ウォーキング大会を企画・開催した。
⑤メンバーが，実施した活動内容を評価することができた。

■5 メンバーが，自らの生活習慣病を予防することができた

①メンバー全員が，健康診査を受診し，食生活を改善するようになった。
②メンバーの半数が，日常的にウォーキングを始めた。

6　メンバーが，Y 町の保健計画策定のプロセスに関与できるようになった

①メンバーのうち 2 名が，保健計画策定を行うワーキンググループに参加するようになった。

②メンバーのうち 1 名が，保健師と一緒に Y 町将来構想会議に参加するようになった。

7　地域住民が活動に参画することで保健行動をとるようになった

①商店街の住民が健康講座を受講し，前年度よりも 1.5 倍多く健康診査を受診した。

②住民同士の会合(＝飲み会)では，飲酒量を控え，つまみも 1 日の食事の量やバランスを意識し，豆類や野菜を中心に注文する住民が増えた。

③育児サークルの母親らが託児を利用して，健康診査を受診した。

④約 200 名の住民が，ウォーキング大会に参加した。

⑤ウォーキンググループのメンバーが 10 名から 19 名に増加した。

⑥運動の効果と必要性を理解し，日常的にウォーキングを行う住民が増加した。

8　行政や関係機関と協働することで健康づくり推進グループが継続・発展した

①健康づくり推進グループのメンバー数が 15 名から 17 名，最終的には 20 名へと増加した。

②メンバー全員が，次年度も活動を継続する意思を示した。

③メンバーが次年度は，子育て支援計画の策定にも参画したいと申し出た。

④数名の住民が，新たに健康づくり推進グループに入りたいと申し出た。

おことわり：本章の写真は，事例とは関係がありません。

第11章

地区組織への支援

―保健推進員がかかわる健康相談から
高齢者の健康・生きがいづくりへの展開―

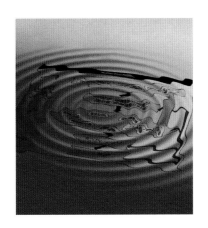

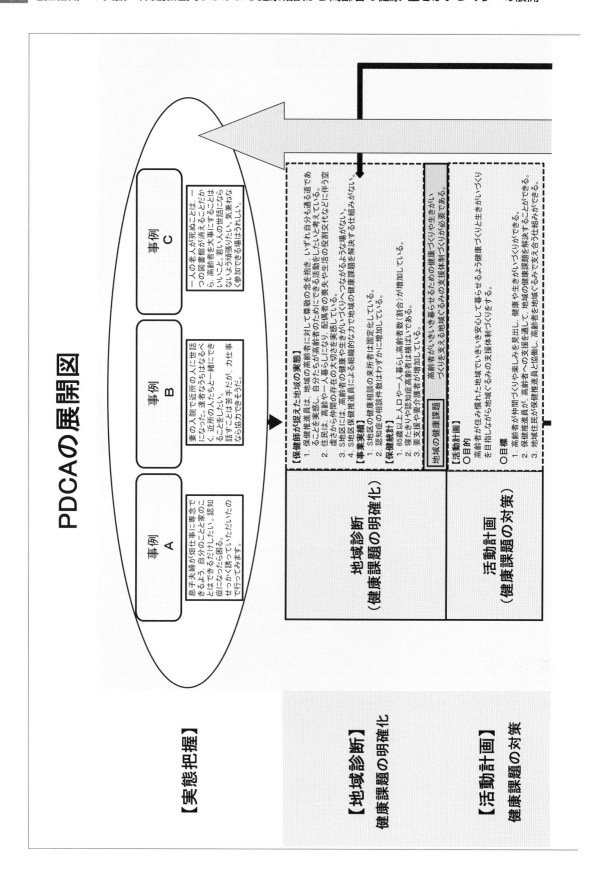

PDCAの展開図

【実態把握】

事例A
息子夫婦が畑仕事に専念できるよう、自分のことと家のことはできるだけけしたい。認知症になったら困る。せっかく誘っていただいたので行ってみます。

事例B
妻の入院で近所の人に世話になって、運ชやうちはなるべく、近所の人たちと一緒にできることをしたい。高齢や一人暮らしなら話すのは苦手だが、力仕事なら協力できそうだ。

事例C
一人の老人が死ぬことは、一つの図書館が消えることだから、高齢者の経験を大事にすることはいいこと。若い人の役割交代などに伴う空虚さから仲間の存在の大切さを実感している。ないよう頑張りたい。気兼ねなく参加できる場はうれしい。

【地域診断】
健康課題の明確化

地域診断
(健康課題の明確化)

【保健師が捉えた地域の実態】
1. 保健推進員は、地域の高齢者に対して尊敬の念を抱き、いずれ自分も通る道であることを実感し、自分たちが高齢者のためにできる活動をしたいと考えている。
2. 住民は、高齢や一人暮らしになり、配偶者の喪失や生活の役割交代などに伴う空虚さから仲間の存在の大切さを実感している。
3. S地区には、高齢者の健康や生きがいづくりへつながるような場がない。
4. S地区保健推進員による組織的な力で地域の健康課題を解決する仕組みがない。

【事業実績】
1. S地区の健康相談の来所者は固定化している。
2. 認知症の相談件数はわずかに増加している。

【保健統計】
1. 65歳以上人口や一人暮らし高齢者数の割合が増加している。
2. 寝たきりや認知症高齢者は横ばいである。
3. 要支援や要介護者が増加している。

地域の健康課題
高齢者がいきいき暮らせるための健康づくりと生きがいづくりを支える地域ぐるみの支援体制づくりが必要である。

【活動計画】
健康課題の対策

活動計画
(健康課題の対策)

【活動計画】
○目的
高齢者が住み慣れた地域でいきいきと安心して暮らせるような健康づくりと生きがいづくりを目指しながら地域ぐるみの支援体制づくりをする。

○目標
1. 高齢者が仲間づくりや楽しみを見出し、健康や生きがいづくりができる。
2. 保健推進員が、高齢者の支援を通して、地域の健康課題を解決することができる。
3. 地域住民が保健推進員と協働し、高齢者を地域ぐるみで支え合う仕組みができる。

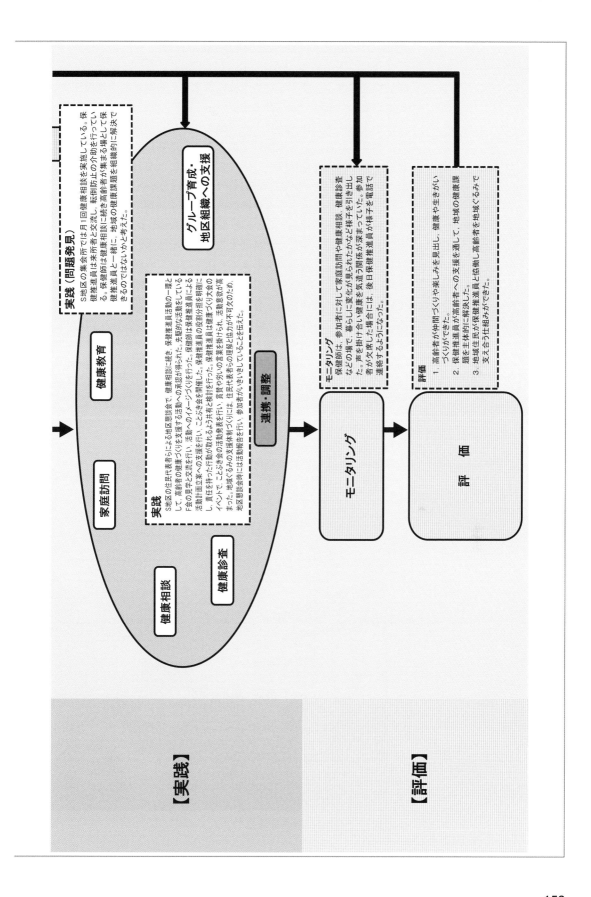

【実践】

実践（問題発見）
S地区の集会所では月1回健康相談を実施している。保健推進員は来所者と交流し、転倒防止の介助を行っている。保健推進員は健康相談に続き高齢者が集まる場として保健推進員と一緒に、地域の健康課題を組織的に解決できるのではないかと考えた。

健康教育

家庭訪問

健康相談

健康診査

連携・調整

グループ育成・地区組織への支援

実践
S地区の住民代表者らによる地区懇談会で、健康相談に続き高齢者の健康づくりを支援する活動への承認が得られた。先駆的な活動による F会の見学と交流を行い、活動の具体的なイメージづくりを行った。保健推進員による活動計画立案への支援を行い、ことぶき会を開催し、保健推進員の役割分担を明確にし、責任を持った行動が取れるよう共有と検討を行った。保健推進員は健康づくり大会のイベントで、ことぶき会の活動発表を行い、賞賛の言葉を掛けられ、活動意欲が高まった。地域ぐるみの支援体制づくりには、住民代表者らの理解と協力が不可欠のため、地区懇談会時には活動報告を行い、参加者がいきいきしていることを伝えた。

モニタリング
保健師は、参加者に対して家庭訪問や健康相談などの場で、暮らしに変化が見られたなど様子を引き出した。声を掛け合い健康を気遣う関係が深まっていた。参加者が欠席した場合には、後日保健推進員が様子を電話で連絡するようになった。

モニタリング

評価
1. 高齢者が仲間づくりや楽しみを見出し、健康や生きがいづくりができた。
2. 保健推進員が高齢者への支援を通して、地域の健康課題を主体的に解決した。
3. 地域住民が保健推進員と協働し高齢者を地域ぐるみで支え合う仕組みができた。

評価

【評価】

地域の概況及び保健推進員の活動の背景

　D市は，人口約40,000人，65歳以上の老年人口割合は32.1%で，年々増加傾向にある。豊かな自然環境に恵まれた果樹栽培や畑作を中心とした農業が盛んであり，兼業農家が多い。

　D市では，地区住民の自主的組織として自らの健康を守り，つくるために活動すること，自らの健康意識を高め，さらにそれを地域へ広め，住民自身の力で健康な地域社会の実現を目指すことを目的に保健推進員を育成している（**資料1**）。保健推進員は，16区域に分かれて活動を展開している。

　保健推進員は自治会からの推薦を受け2年任期である。保健推進員の平均年齢は55歳前後で，ほとんどが女性である。保健推進員は前任者から引き継ぎを受け，楽しんで活動するように励まされている。しかし保健推進員になるのは初めての人が多く，就任時は戸惑いや不安を抱いている。D市の保健師は，保健推進員の就任時にその役割や活動内容の説明を行っている。主な活動内容は，特定健康診査・がん検診などの受診勧奨，健康相談や健康教育への協力，健康づくりに関する研修会への参加などである。また，各地区の担当保健師と一緒に自身や家族の健康づくりを実践しながら地域の健康づくりへと広げる学習会を月1回開催し，健康づくりや介護予防などのテーマについて学習を深めている。

　S地区は247世帯，5名の保健推進員がおり，一人当たりおよそ50世帯を受け持っている。受持ち地区の各戸へ訪問し，健(検)診や健康教室・健康相談などの開催通知を配布し声を掛け参加を呼び掛けている。S地区担当保健師は，家庭訪問や健康相談などの保健事業を通して，介護や認知症予防が必要な高齢者を把握していた。地域の健康課題を組織的に解決する取組として，保健推進員と一緒に地域ぐるみで高齢者の健康や生きがいづくりを支援できるのではないかと考えた。

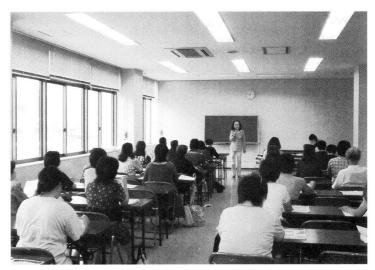

資料1　保健推進員の研修会

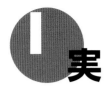

実　践（問題発見）

地区組織への支援

　S地区は，一昔前までは地区の行事への参加率も高く，他地区と比較するとみんなで積極的に集まる団結力や連帯感のある地区であった。しかし，最近では高齢者世帯や一人暮らし高齢者の増加，核家族の増加に伴い異世代間の近所づきあいなどの交流も少なくなり，近隣同士のつながりが年々希薄化し，お互いの助け合いが乏しくなっていることを保健師は実感していた。地区の中で積極的に発言する人が，病気で倒れ，その人の役割を担う人はいない。誰かに音頭を取ってもらうと，「せっかく誘ってもらったのだから…」と消極的な行動を起こす保守的な傾向が強い地区の特徴がある。

　S地区の集会所では健康相談を月1回実施している（資料2）。相談者は毎回15人前後で高齢者が多い。毎月健康相談に来所する人の姿が見えないと心配し合うような関係性も見受けられた。保健師は，健康相談の順番を待つ間に，「私も○○さんと同じような肩こりがよくある…」「お風呂から上がって肩を伸ばすと楽になる…」「私も頼まれたことをすぐに忘れてしまう…」といった来所者同士でお互いの体調や受診のことなど話し合っている場面を捉えていた。また，来所者同士が話し合うことで安心感を得て，「自分ひとりだけではない。また頑張ろう」と思えるような場になっていることを確認した。さらに，膝や腰の痛みのため，スムーズに動けない人へ転ばないように配慮し合う発言も聴いていた。来所者で転倒による大腿骨頸部骨折で入院した高齢者や認知症を心配して来所するAさん家族の声なども把握していた。

　個別の健康相談が終了すると，みなそれぞれ自宅へ帰って行く。保健師は，個別の健康相談が終了した段階で，高齢者の健康・生きがいづくりに取組むことによって，仲間づくりや，高齢者同士のつながりが強化されるのではないかと判断した。しかし，健康相談を目的とする住民のことも考え，高齢者の潜在ニーズを把握することにした。

　一方，保健推進員は，健康相談時，毎月2～3名ずつ交代で，集会所の準備と来所者の話し相手や交流をしながら，転倒防止の介助などに協力していた。保健師は高齢者が段差でつまずかないように手を引いたり，大きな声で注意している保健推進員の姿を捉えていた。一所懸命に協力している保健推進員の姿を見て，保健推進員と保健師が一緒に高齢者の健康・生きがいづくりに取組むことで，住民や保健推進員の健康づくりにも効果が現れると考えた。健康寿命の延伸や高齢者の生きがいづくり・元気づくりを相互扶助の精神に基づき地域ぐるみで取組むことにより，高齢になっても安心して暮らせる地域づくりにつながると判断した。

　高齢者の一部は健康相談に来所し，健康に気を配り体調管理に努めている。だが来所しない高齢者の中には，閉じこもりがちな人やAさん家族のように認知症を心配している人もいる。保健師は，健康相談に来所しない高齢者や閉じこもりがちな高齢者が集い交流する場を企画した場合，参加意欲や希望があるか実態把握する必要があると判断した。

同時に保健師は，間もなく保健推進員の任期交代があるため，これまで2年間活動した保健推進員（現任者）に対して，健康相談への協力者として感じていること，地区の高齢者への支援についての考えや気持ち，保健推進員自身の暮らしがどうあれば良いかなど確認する必要があると判断した。また，新たな保健推進員（新任者）が就任され，初回の話し合いの機会に，現任者の保健推進員同様，地区の高齢者への支援についての考え，気持ち，捉え方などを把握しようと考えた。

現任者の保健推進員との話し合い

保健師は，S地区の保健推進員の学習会の後に協議事項として保健推進員活動の振り返りの時間を設定し，高齢者の様子や自身のこれからの暮らしがどうあれば良いかと5名の保健推進員に尋ねた。保健推進員は，「昔のように近所の人が集まってお茶会をすることが少なくなった。連れ合いや友達が亡くなると急に気弱になる話を聞く。話し相手や仲間がいることは大事だと思う。健康相談に来る人は大体決まっている。私たちも相談に来た人とは顔見知りになるので，買い物など街で会った時に声を掛けられる。もっと多くの人が参加してくれるといいですね」と話してくれた。

保健師は，保健推進員が，近所同士のコミュニケーションの場が少なくなっていること，仲間の存在が大事であること，来所者と顔見知りの関係が重要であると認識していることを把握した。

新任者の保健推進員との話し合い

保健師は，年度当初に行うS地区の保健推進員の年間活動計画の話し合いの場において，保健推進員が地域の中のどのようなことに興味・関心があるのか意見を求めた。また，活動の方向性を考える一つのきっかけとして，昨年までの保健推進員（前任者）から出された意見を紹介しながら，最近の地域の様子や高齢者の状況，自身の暮らしがどうあれば良いかを尋ねた。そして，先輩の高齢者に対してどのような支援ができそうか，どのような支援が喜ばれそうか，あるいは必要かなどの意見を求めた。保健推進員の会長から，「今の高齢者がこの地域を立派に守ってきてくれた。近くにいる私たち（保健推進員）が一人暮らしの人や高齢者が寝たきりや認知症にならないように何かできる支援をして，恩返しをしたい。私たちもいずれ手助けをしてもらわなければならない時がやってくる」と語ってくれた。この発言に対して，他4名の保健推進員もみな頷いて聴いていた。保健師はS地区の保健推進員が頷いて反応していることを観察し，共感を得たことも合せて確認し，一緒に活動ができると判断した。

保健師は，前任者と新任者の保健推進員の話から，以下のことを把握した。保健推進員自身も時代の変化とともに近隣同士の関係性の希薄化を実感していること，配偶者や友達を失うことによる淋しさ，その淋しさを克服するためには友人や仲間と話すことが大切であること，地区の高齢者に対して尊敬の念を抱いていること，老いを自分自身の問題としていずれ通る道として考えていること，そして，高齢者へ支援したい気持ちがあることなどである。地域で高齢者を支え合う活動を展開することによって，閉じこもりや寝たきり，認知症などを予防し，保健推進員自身の健康づくりをも含めて保健推進員の活動を地域へ広げるきっかけになるのではないかと考えた。

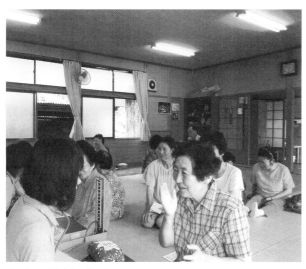

資料2　健康相談の様子

Ⅱ 実態把握

　保健師は既存の健康相談に続き，保健推進員と協働で行う高齢者の健康・生きがいづくりの取組について，高齢者の意思や希望に焦点を絞り，健康相談や家庭訪問から実態把握することを考えた。

Aさん　80歳女性，息子夫婦と3人暮らし。

　Aさんの嫁から，「最近，お母さんは頼まれた言付けを忘れてしまうので心配」と相談があった。Aさんは，健康相談会場まで歩いて5分以内のところに住んでいるが，健康相談へ来所することがないため家庭訪問すると，「息子夫婦が畑仕事に専念できるよう，自分のことと家のことはできるだけ自分で行いたい。認知症になったら家族や近所の人に心配や迷惑を掛けるのでそうはなりたくないと思っているが，年齢には勝てない。どうしたら若い者に心配をかけずにいられるか考えるようになった」と自身の不安な気持ちを語ってくれた。Aさんの家は専業農家であり，農繁期は息子夫婦が農作業に専念できるようにAさんが家事を担当していた。農閑期になると家事は嫁が担い，Aさんの役割はなくなっていた。保健師は，Aさんの話や担っている役割から，認知症にならないよう，自立した生活が長く続くよう望んでいること，農繁期は毎日家事を担当し，緊張した生活を送っているが，農閑期になると自分の役割がなくなり喪失感が強く，淋しさを感じていることを判断した。Aさんの体調を聴き

ながら，集会所で開催している健康相談に続き，手遊びや軽体操をみんなで行い，お話しをする高齢者の交流の場を企画していることを話し，農閑期になれば参加できそうか，尋ねた。Aさんは，「私のような者が行ってもいいでしょうか。近いし，せっかく誘っていただいたので行ってみます」と控えめであるが参加への意思を確認した。

Bさん

76歳男性，妻と2人暮らし。

Bさんは，1年前より2〜3か月に1回健康相談に来所している。妻の入院をきっかけに家事の必要性を体験しており，妻の存在の大きさとご近所の気配りに感謝の気持ちを抱いていた。「家のことは一切妻に任せきりだったので，妻の入院で近所の人に大変世話になった。達者のうちはなるべく，近所の人たちと一緒にできることをしたい」と，これまで地域社会との関わりは妻任せであったことを振り返りながら，今後の自身のあり方を語ってくれた。保健師は，Bさんの話を傾聴しながら，妻の入院中，近所の人に助けてもらったことがきっかけになり，自身も近所の人のためにできることをしたいという気持ちが醸成されていることを捉えた。そして，健康相談に続き，身体や心をリフレッシュさせるような高齢者が集い交流する場があれば，参加できそうか，尋ねた。Bさんは，「話すことは苦手で下手だが，力が必要なことへは協力できそうだ」との発言から参加への意欲を確認した。

Cさん

78歳女性，夫と2人暮らし。

Cさんは，毎回の健康相談へは1番に来所している。今まで大きな病気をしたことがなく，健康管理には気を付けている。活動的であり実年齢よりも10歳以上は若く見える。健康相談へ来所することは，近所の人と話ができる機会になっている。Cさんは，健康に関して特に心配な事があるわけではないが，身体の調子が良好で安心して暮らせること，趣味の家庭菜園が続けられることを確認するために来所している。健康相談に続き高齢者の交流の場を企画した場合の参加の意向を確認すると，「一人の老人が死ぬことは，一つの図書館が消えることだから，高齢者を大事にすることはいいことですね。まだまだ若い人たちの世話にならないように，私は頑張りたい。ぜひ私たちが気兼ねなく参加できるものを企画してください。毎回参加しますから…」と参加意欲を確認した。Cさんの息子は行政機関に勤務しており，Cさん自身も行政に対して協力的である。また，Cさんは保育士の経験があり，何事にも前向きで得意な技をたくさん持ち合わせていることから，それを披露して欲しいことを提案すると快諾してくれた。

事例からみえた保健師の見立て

保健師は，健康相談に来所する高齢者の多くは，身体の不調を訴えるが，病院へ行くほどではなく，ある程度の自己管理ができていると捉えていた。来所者同士で話をし，お互い共感し，解決策を見出すことで安心感を得ている場にもなっていると実感していた。

保健師は，家庭訪問をした閉じこもりがちなAさん，健康相談のBさん，Cさんより把握した生活実態を総合して，高齢になると身体機能が低下すること，生活の役割交代がある

こと，配偶者や友人の喪失に伴い社会的な孤独になること，高齢者なりに自立し周囲の人達に心配を掛けないような生活を送りたいと考えていることなどを捉えた。これらは高齢者共通の課題であり地域の健康課題として再認識した。さらに A さん，B さん，C さんは，健康相談に続き仲間と一緒に話しができる交流の場への参加の意思や意欲があることを確認した。

　保健推進員に対して保健師は，保健推進員も高齢者を人生の先輩として敬意を払い，高齢になることは自身のことであり，人ごとではないと認識していることを把握していた。高齢者や保健推進員の気持ちや考えから，健康相談の場を単なる個別支援に終わらせるのではなく，地域ぐるみで高齢者を支え合う関係づくりの場として活用できると考えた。そして保健推進員と一緒に，地域の組織的な力により健康課題の解決へと発展させることが可能であると判断した。

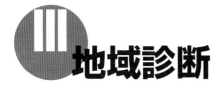

地域診断

保健師の見立てをもとに，以下のように地域の実態を整理し地域の課題を明確にした。

■ 保健師が捉えた地域の実態

1．保健推進員は，地区の高齢者に対して尊敬の念を抱き，いずれ自分も通る道であることを実感し，自分たちが高齢者のためにできる活動をしたいと考えている。
2．住民は，高齢や一人暮らしになると家に訪ねてくる人が減少し淋しさを感じたり，配偶者の喪失や生活の役割交代に伴う空虚さから仲間の存在の大切さを実感している。
3．S 地区には，高齢者の健康や生きがいづくりへつながるような場はない。
4．S 地区保健推進員による組織的な力で地域の健康課題を解決する仕組みがない。

■ 事業実績

1．S 地区の健康相談の来所者は固定化している。

表1　認知症相談件数（電話相談・来所相談・健康相談含む）（人）

	X1 年	X2 年	X3 年	X4 年	X5 年
認知症相談件数	148	155	161	169	168

2．認知症の相談件数はわずかではあるが，増加している（表1）。

■ 保健統計

1．D市の65歳以上の人口割合は管内の中で最も高く，年々増加している（表2）。
2．高齢者人口割合や一人暮らし高齢者人口割合が年々増加している。寝たきり高齢者割合や認知症高齢者割合は横ばいである（表3）。
3．要支援者や要介護者数が年々増加している（表4）。

表2　管内の高齢者人口割合の年次推移（％）

	X1年	X2年	X3年	X4年	X5年
D市	28.4	29.7	30.8	31.7	32.1
K町	27.7	28.6	29.0	29.8	30.2
M町	27.7	28.7	29.7	30.1	31.0
Y市	22.8	23.9	24.3	24.8	24.9

表3　高齢者の状況（％）

	X1年	X2年	X3年	X4年	X5年
65歳以上人口割合	28.4	29.7	30.8	31.7	32.1
一人暮らし高齢者割合	5.6	6.1	6.3	6.5	6.7
寝たきり高齢者割合	1.9	2.2	2.0	2.1	1.9
認知症高齢者割合	0.8	0.9	1.1	1.2	0.9

表4　介護保険認定者数（人）

	要支援	要介護1	要介護2	要介護3	要介護4	要介護5	合計
X1年	80	158	84	63	75	85	545
X2年	79	171	82	59	79	81	551
X3年	82	190	110	82	94	75	633
X4年	84	204	109	79	100	89	665
X5年	80	212	112	85	99	87	675

明確になった地域の健康課題　　高齢者がいきいき暮らせるための健康づくりや生きがいづくりを支える地域ぐるみの支援体制づくりが必要である。

Ⅳ 活動計画（健康課題の対策）

　保健師は，住民が住民を支える仕組みづくりを推進するために，既存の健康相談に続き保健推進員活動の一環として，介護予防を見据えた高齢者の健康や生きがいづくりの取組について，課内や上司から賛同を得た。保健事業から把握した高齢者の生活実態や住民の声，福祉部門からは統計データを情報収集し，経年的な推移を提示できるよう資料を作成した。その後，高齢者の健康や生きがいづくりの場を保健推進員と協働して取組むことを計画立案し，上司の承認を得た。

　保健師は，保健推進員が主体的に取組むためには，S地区住民代表者である自治会長・民生委員・衛生委員・老人クラブ役員・婦人会役員らの理解と協力が不可欠と考えた。そのためには，毎年4月に開催される住民代表者による地区懇談会で保健推進員による高齢者の健康や生きがいづくりの取組について協議してもらうことが必要と考え，S地区保健推進員の会長に働きかけた。

■ 目的

　保健推進員の活動が地域へ広がるための一つとして，高齢者が住み慣れた地域でいきいき安心して暮らせるよう健康づくりと生きがいづくりを目指しながら地域ぐるみの支援体制づくりをする。

■ 目標

1．高齢者が仲間づくりや楽しみを見出し，健康や生きがいづくりができる。
2．高齢者が自身の役割を再認識し，主体的な行動ができる。
3．保健推進員が高齢者への支援を通して，地域の健康課題を解決することができる。
4．保健推進員が主体的にいきいき活動することができる。
5．地域住民が保健推進員と協働し，高齢者を地域ぐるみで支え合う仕組みができる。

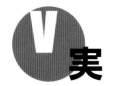

V 実 践

1 地区懇談会で保健推進員活動の一環として取組むことを承認

S地区には毎年4月，住民代表者(自治会長・民生委員・衛生委員・老人クラブ役員・婦人会役員・保健推進員)と行政の保健・福祉部門による地区懇談会がある。保健師は，活動計画の段階で保健推進員会長に保健推進員活動の一環として高齢者の健康・生きがいづくりの取組について協議してもらうように働きかけていたため，保健推進員と事前に打合せをして臨んだ。

保健師は，住民代表者が地域の健康課題を主体的に捉えるために必要な情報提供をした。検討資料は，家庭訪問や健康相談などで把握した住民の声，福祉部門から情報収集した高齢者の状況，管内の高齢者の状況などの統計データを表にして示した。そうすることで，地域の高齢者の実態や課題が明確になり，保健推進員が行う活動への理解と協力が得られると考えた。

【ファシリテーションの技】
保健師は，会議の場で様々な役割を持つ住民全員に意見を聞き，その内容を整理して伝えている。場にアプローチするファシリテーションの技は，集団に関わることが多い保健師の基本的な技として重要である。

保健師は，保健推進員以外の住民代表者らに日頃感じている地域の高齢者や近所づきあいなどについて気持ちや考えを引き出した。話を整理しながら，すべての参加者から意見を聞くようにした。住民らは「農作業している人が多いため，膝や腰の痛みがある人が多い。寝たきりになる人が増えそうだ」「ただ長生きしても…達者でないとつまらない」「地域を挙げて健康づくりをすることは，とても大事なこと」などの発言があった。住民らの発言を受けて保健推進員らも，「高齢者がこの地域を守ってくれた。私たち保健推進員も何かできる支援をして，恩返しをしたい」「私たちもいずれ通る道であり，手助けをしてもらわなければならない時がやってくる」「お互いに支え合っていける地域づくりが必要だと思う。私たちの活動が少しでも役に立ち，居心地のいい場所にしたい」など高齢者を支える取組への意欲を語った。

保健師は，住民の意見を尊重しながら，保健推進員活動の一環として行う高齢者の健康・生きがいづくりの取組について以下のようなメリットを説明した。

①健康相談へ来所する人が増え，積極的な健康づくりができる。

②地域住民は，これまで以上に保健推進員の活動を理解することができ，保健推進員による地域での活動がしやすくなる。

③健康相談から，高齢者の健康や生きがい，仲間づくりへと地域ぐるみで高齢者を支援する気持ちが地域の中に醸成される。

これらを地区懇談会の関係者間で共有し，元気で長生きするために地域を挙げて健康づくりに取組むことが承認された。加えて，住民らは高齢者への支援に対して保健推進員の活動に理解と協力を示した。

具体的な活動計画や実施内容は，保健推進員と保健師が一緒に計画策定の段階から関わっていくことも了解された。

② F 会の見学と交流

保健師は，先駆的な活動として E 地区の保健推進員が，既に高齢者が集う F 会を立ち上げて保健推進員が主体的に活動していることを把握していた。S 地区保健推進員が行う活動として，より具体的にイメージできるように E 地区の F 会をモデルにしようと考えた。E 地区の保健推進員の活発な取組を見学し，刺激を受け活動意欲が湧くことを考え，E 地区の保健推進員と話し合うことを提案した。S 地区保健推進員の賛同が得られ，F 会開催日に S 地区保健推進員と保健師が参加し交流を図った。S 地区は E 地区と比較し人口規模や世帯数が少なく，参加者も少数であることが予測できた。保健推進員たちから，「私たちにもできそうな気がする」という意欲的な発言を聞くことができた。この見学と交流は S 地区保健推進員の活動意欲を高めるきっかけになった。

③ 保健推進員による活動計画立案への支援

保健師は，高齢者の健康・生きがいづくりの活動目標・方法・内容などは保健推進員と一緒に考え，自分たちで企画したことと認識できるよう，意思決定を促すように関わった。その結果，活動目標は，「みんな（地域）で支え合っていける居心地のいい場所になる」と決定した。年間の活動計画は，保健推進員が素案を作成した。第1回の開催時に活動計画の詳細や会の名称，会費など参加者の意見を聞きながら決定することにした。募集方法は，保健師が申込書と合わせた案内ちらしを作成し，おおむね65歳以上を対象に，保健推進員が配布・回収した。開催日は定着している健康相談日を活かし毎月第3水曜日，午後1時〜3時に決定した。参加者の名簿や必要な資料の作成などの準備は保健師が担った。

④ 「ことぶき会」の開催

S 地区集会所で高齢者の健康・生きがいづくりの取組として「ことぶき会」を開催した。初回の参加者は28名であり，会の名称は，参加者の長寿を願いみんなで決めた。会長や副会長は保健推進員が担った。年会費も決まり，会計係は保健推進員1名と参加者の代表1名が担当することになった。

年間の活動計画は，季節に応じた内容を取り入れるように心掛けた。「牛乳パックを利用した小物づくり」「うちわづくり」「民話と紙芝居」「絵手紙づくり」「手打ちそばづくりと会食」「しめ縄づくり」「ゲーム大会」「郷土菓子づくり」「簡単栄養満点料理」「バスハイキング」などを企画した。「手打ちそばづくりと会食」「簡単栄養満点料理」「バスハイキング」など1日楽しめる計画も取り入れた。高齢者世帯や一人暮らし高齢者の参加が多いことから，

【住民の主体性を向上させる技】
活動目的や目標を住民と一緒に計画するという作業を通して，自分たちの役割が明確になり，責任を持って取組むことになり主体性の向上につながる。そのための住民参画は重要である。

【先駆的な活動の把握と情報提供の技】
保健師は，先駆的な活動を常に把握し，その情報を住民に適当なタイミングを見計らって提示している。これは活動が停滞したときや，新しい活動を模索しているとき，何か新たに活動したいというときなどに有効な技である。

169

「簡単栄養満点料理」では，簡単に料理でき，冷凍保存ができるメニューも考慮し，栄養士から情報提供してもらった。

保健師は，参加者の日々の健康づくりに役立ててもらえるよう毎回健康ミニ講座を実施した。実行可能な下肢筋力アップの体操を紹介し，転倒予防へつながるようにした。転倒の危険のある屋内や屋外のイラストを提示し予防策を一緒に考えた。また，認知症予防のために単なる物忘れと認知症の違いを示し，脳を刺激しながら楽しくできるゲームや手遊びなどを提供した。下肢筋力アップの体操と手遊びなどは，保健推進員と参加者が一緒に行った。参加者と保健推進員との仲間意識を高めるために顔が見える机の配置や触れ合う機会を多く設定するよう工夫した。特に保健推進員の座る場所は，参加者との間になるように配慮した。

生きがいづくりでは，参加者や保健推進員の中には特技のある者が多かったことから，特技を持つ人が講師となり，その特技を発揮できる機会を年間計画に盛り込んだ。手芸名人やそば打ち名人，しめ縄名人，郷土料理名人などである。

保健師は，参加者が日常生活で実践している元気や長生きの秘訣を引き出した。多くの参加者は適度な運動，食事は腹八分目，好き嫌いなく何でも食べる，よく寝る，クヨクヨしない，おしゃべりしてよく笑うなど積極的に話してくれた。これらを日常生活に取り入れることで元気で長生きすることを確認し，今後も継続していくことや増やしていくことを勧めた。さらに，季節に応じた健康管理として，食中毒予防，熱中症予防，風邪とインフルエンザ予防などについて留意点を説明した。自宅の見える所に貼付してもらえるようリーフレットも作成し配布した。

保健師は，参加者の体調，表情，言動，活動への参加状況，仲間との交流状況や反応などを観察しながら，運動・手遊びなどで戸惑っている人へ対応しながら見守った。

【効果的な教材の作成と提供の技】
保健師は，健康教育時にその内容を普段も参考にできるよう教材を作製し，提供している。対象と状況に合わせた内容を考慮した教育媒体の作成は，保健師の基本的な技である。

5 保健師と保健推進員による「ことぶき会」の共有と検討

ことぶき会の終了後は，保健師と保健推進員が話し合い，参加者の様子や反応を共有した。その後，次回に向けて保健推進員の役割分担を再確認し，責任を持った行動が取れるよう会の進め方などみんなで検討した。保健推進員自身もことぶき会を楽しみにしており，参加者から，「また来月ね。楽しみにしている」と期待されることを励みにお互いの士気や結束力を高めた。

ことぶき会の開催直前には先月の検討事項を再確認し，進め方を共通認識するよう簡単な打ち合わせを行って臨むようにした。

保健師からは，保健推進員が主体的に運営していることや参加者からの反応が好評であることを伝え，活動意欲が高まるように随時励ました。

6 「ことぶき会」の活動発表

保健師は，市の健康づくり大会において，ことぶき会の活動発表をするよう保健推進員に提案した。発表するにあたり，活動の取組経緯や活動内

容，参加者の声や反応，実施しての感想，そして保健推進員が果たした役割など具体的な発表内容について相談に乗りながら一緒に検討した。保健推進員の発表後，他地区の住民から，「同じような会を私の地区の保健推進員さんもやって欲しい」という反応を聞いた。保健推進員は発表することに対して，はじめは戸惑いや不安があったが，賞賛や労いの言葉を掛けられ，活動意欲が高まり，充実感や達成感が得られる貴重な体験をした。

７ 「ことぶき会」の引き継ぎと活動報告

　保健師は，現任者の保健推進員と新任者の保健推進員との活動の引き継ぎの機会に，ことぶき会の取組経緯や目的，活動計画などを報告することを提案した。この保健推進員の引き継ぎには，保健師も同席した。現任者の保健推進員には，ことぶき会の活動報告と高齢者への支援を通して思いや学び，工夫した点などの活動の振り返りを報告してもらった。「活動を開始した時は，戸惑うことも多かったが，参加者が楽しいと言って喜んでいる姿が励みになった」「私たち保健推進員も一緒に楽しむことが大切です」などと語ってくれた。新任者の保健推進員は，現任者からの引き継ぎを受け，疑問点や心配な点などを質問し確認することで，ことぶき会のイメージをつけることができた。そして，新任の会長が，「私たちもみんなで力を合わせて頑張りましょう」と発言すると，他の４名の保健推進員もみな，「頑張りましょう」と発言し，共感を得たことを確認した。

　地域ぐるみの支援体制づくりには，地区住民代表者らの理解と協力が不可欠である。地区懇談会時には保健推進員による活動計画と報告を行い，高齢者がいきいきしている様子を伝えた。

【活動の振り返りによる評価を行い，次年度の方向性を見極める技】
保健師は，前年度の活動の振り返りを行うことで，それまでの活動へのフィードバックを行うと共に，次年度に向けた課題やその介入方法について確認している。共に振り返ることで，一層課題への意識が高くなり，次の活動へ効果的につなげていく原動力にしている。

【集団の関係性を見極める技】
保健師は，住民の発言内容への共感的な反応を観察し，集団の凝集性や気持ちの盛り上がりなどを見極めている。この観察の技は，集団を形成していく過程のどこにどの時期に関わるかを見極めていく上でも重要である。

　保健師は，ことぶき会の参加者に対して家庭訪問や健康相談，健康診査などの場で，暮らしに変化がみられたかなど様子を引き出した。参加者と保健推進員が顔見知りの関係になり，買い物などで出会った時に，声を掛け合い健康を気遣う関係が深まっていることを捉えた。さらに参加者が欠席した場合には，後日保健推進員が様子を電話で連絡するようになった。
　保健推進員は次年度の抱負として，自分たちで支え合っていける地域にして行きたいという思いと，参加者の役に立ち，居心地のいい場所になるよう５名の力を合わせて頑張りたいという気持ちを聞かせてくれた。

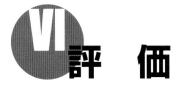

Ⅵ 評　価

1 高齢者が仲間づくりや楽しみを見出し健康や生きがいづくりができた

　参加者は，多くの仲間とふれあう機会ができ毎回の参加を楽しみにし，お互いの体調を気遣う関係へ変化した。特にことぶき会で習得した体操を日常生活へ取り入れるなど健康への意識が高まった。

　そば打ちなど得意分野の技を仲間の前で発揮することにより，生きがいづくりや自身の役割を再発見する機会となり意欲的になった。また，次回までの1か月の間に制作した作品を披露するなど主体的な取組をする参加者が増えた。公民館の文化祭に，手編みのマフラーや手袋などの作品を出品したり，友人たちへプレゼントするなど新たな生きがいを見つけた高齢者が増えた。

2 高齢者が自身の役割を再認識し主体的な行動ができた

　参加者の中には，「誘いたい人がいるから，声を掛けてみます」と自ら行動を起こし仲間の輪が広がった。そして新規にことぶき会へ参加する人が増えた。

　欠席の場合には，事前に連絡が入りお互いに心配を掛けないよう思いやりのある関係ができた。

3 保健推進員が高齢者への支援を通して地域の健康課題を主体的に解決した

　保健推進員は，参加者との関係性が強化され，より多くの地域の人と顔なじみになった。そして，保健推進員同士が，「健康づくりは仲間づくりよね」と発言し，自分自身のために仲間の輪を広げたいと思うように変化していた。

　保健推進員は活動するうえで，参加者が怪我や事故を起してしまった場合には対応が必要であることに気づき，自ら自治会長へ相談した。その結果，地区の行事に参加して生じた怪我や事故への保険として，行事用の傷害補償の保険に加入することが地区の総会で承認された。それに伴い参加者や保健推進員は安心して活動へ参加することができるようになった。

　保健推進員は，ことぶき会を通して，自身や家族の健康・生きがいづくりには，地域の人とのつながりが重要であることを実感した。また，任期が終了した後も保健推進員はOB会へ入会し，継続して高齢者への支援を

実施していた。

④ 保健推進員が主体的にいきいき活動できた

　これまでの健康相談では，保健推進員は協力者として受動的な活動であった。しかし，ことぶき会の活動を通して，参加者の表情や意欲などの変化を捉え，手遊びなどリズムに乗ることが困難な参加者の隣りに座り，「○○さん，一緒にやりましょう」と声を掛けたり，選曲の配慮をするなど積極的に意見を出し合い企画や運営に主体的に関わっていた。また，ことぶき会を重ねる毎に自信へとつながり，市全体の保健推進員の研修会では，活動することの楽しさをいきいきと語っていた。

⑤ 地域住民が保健推進員と協働し高齢者を地域ぐるみで支え合う仕組みができた

　保健推進員による活動が地区の事業として承認され定着し，活動の運営費が予算化された。

　参加をきっかけに得意分野を生かした郷土料理などの講師の役割が担える新たな人材発掘につながった。さらに，地区の人材としての活躍に留まらず，他地区からの講師依頼があるなど，得意分野を活かす活動の場が広がった。

　保健推進員の活動を通して，「すべて行政任せではなく，隣近所の身近な高齢者を地域ぐるみで支え合うことはいずれ自分自身のためになって戻ってくることだと思う。これからも地域の方々の健康づくりの力になりたい」と前向きで積極的な発言があり，エンパワメントされた。

　地区の婦人会や食生活改善推進員，有志らが，ことぶき会の活動支援を希望する協力者・組織（団体）となった。加えて，ことぶき会の活動を通して，協力者自身も高齢になることを自分自身のこととして学び合う場にもなり，協力者の健康や生きがいづくりへつながった。

　保健推進員はことぶき会の活動に必要なものは地域の商店を意識的に活用し，活性化を図るとともにことぶき会の存在を地域へ広げた。

⑥ S地区の保健推進員の活動が他地域へも波及した

　保健推進員は，ことぶき会の活動を市の健康づくりの大会で発表した。そのことがきっかけとなり他地区の保健推進員が活動に興味を示し，活動方法や内容を詳しく教えて欲しいと相談を受けていた。また，他地区の高齢者を対象とした類似の会との交流を図ったり，他地区においても同様な事業が開始され波及効果があった。

　県内の保健推進員との交流や研修会において，S地区の活動を紹介し，関心を持ってもらうきっかけをつくった。

おことわり：本章の写真は，事例とは関係がありません。

第12章

連携・調整

―介護支援専門員との連絡から地域の介護支援ネットワーク構築への展開―

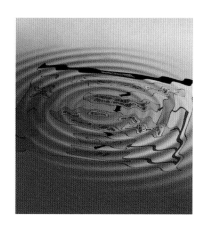

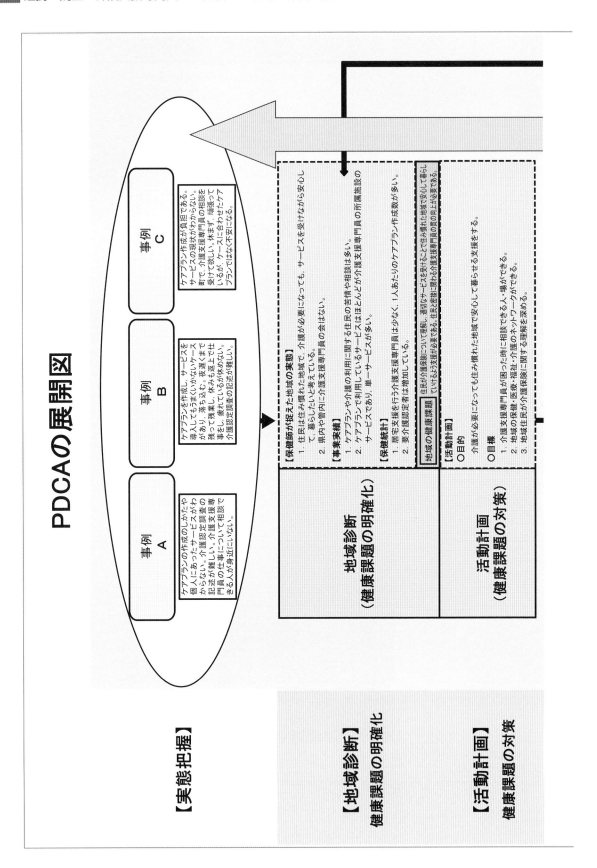

PDCAの展開図

【実態把握】

事例A
ケアプランの作成のしかたや個人にあったサービスがわからない。介護認定調査の記述が難しい。介護支援専門員の仕事について相談できる人が身近にいない。

事例B
ケアプランを作成し、サービスを導入してもらうまくいかないケースがあり、介護認定調査ケースがあり、夜遅くまで残って残業し、休みも返上で仕事をし、疲れている人が多い。介護認定調査の記述が難しい。

事例C
ケアプラン作成が負担である。サービスを受けながら安心して、介護支援専門員の相談を受けて欲しいが、頑張っているが、ケースに合わせたケアプランではなく不安になる。

【地域診断】
健康課題の明確化

地域診断
(健康課題の明確化)

【保健師が捉えた地域の実態】
1. 住民が住み慣れた地域で、介護が必要になっても、サービスを受けながら安心して、暮らしたいと考えている。
2. 県内や管内に介護支援専門員の会はない。

【事業実績】
1. ケアプランや介護の利用に関する住民の苦情や相談は多い。
2. ケアプランで利用しているサービスはほとんどが介護支援専門員の所属施設のサービスであり、単一サービスが多い。

【保健統計】
1. 居宅支援を行わう介護支援専門員は少なく、1人あたりのケアプラン作成数が多い。
2. 要介護認定者は増加している。

地域の健康課題 | 住民が介護保険について理解し、適切なサービスを受けることでは住み慣れた地域で安心して暮らしていける支援が必要である。住民に密接に関わる介護支援専門員の質の向上が必要である。

【活動計画】
健康課題の対策

活動計画
(健康課題の対策)

【活動計画】
〇目的
介護が必要になっても住み慣れた地域で安心して暮らせる支援をする。
〇目標
1. 介護支援専門員が困った時に相談できる人・場ができる。
2. 介護の保健・医療・福祉・介護のネットワークができる。
3. 地域住民が介護保険に関する理解を深める。

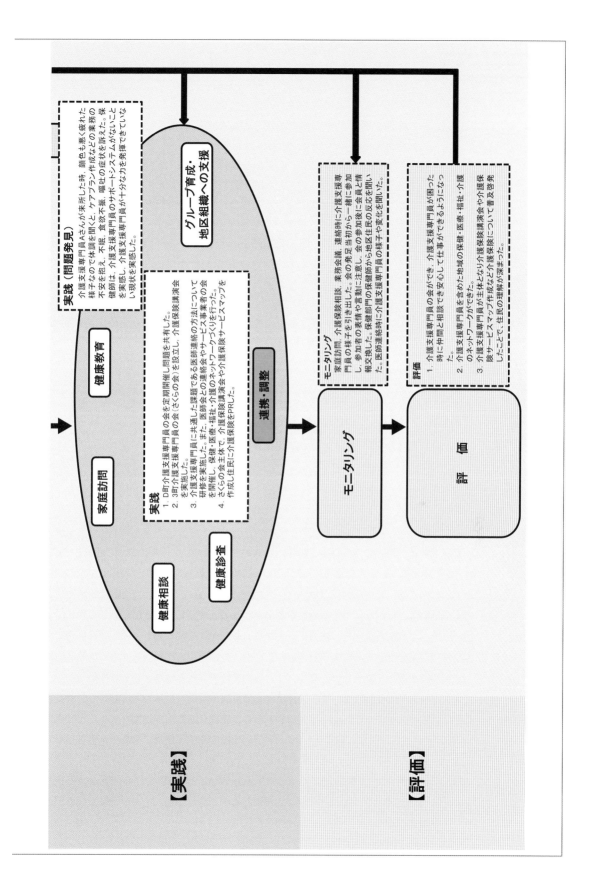

地区の概況及び事業の背景

D町は人口21,000人，面積140 km²，高齢化率27.0%，出生率5.0（人口千対）の少子高齢化が進んだ町である。町内に特別養護老人ホームや有料老人ホーム等の入所施設や訪問看護ステーション，ホームヘルプサービス事業所，デイサービスセンター事業所等の居宅サービス事業所がある農村地帯である。

介護保険が平成12年度より施行されるにあたり，介護保険制度施行前の平成11年度から保健師が介護保険担当部署に配属された。介護支援専門員は介護保険の始まる前年度より，現状の福祉サービスを活用した介護保険におけるケアプラン作成や要介護認定調査を実施し，平成12年度からの介護保険制度開始に支障をきたさないように活動していた。保健師は介護申請業務や住民への制度の説明，介護相談，要介護認定調査及び委託した調査のチェック，介護支援専門員との連携・調整にあたっていた。また D町，E町，F町は隣接した町で，医療・福祉等の生活圏が近似しており，3町合同で認定審査会を開いていた。3町とも介護保険が始まる前から保健師が介護保険部署に配置されていた。

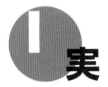

実　践（問題発見）

介護保険担当の保健師は介護支援専門員Aさんに担当のケースについて連絡していた。Aさんの顔色は悪く，疲れた様子だったため，保健師は「顔色が悪いけど体調はいかがですか？」と聞いたところ，Aさんは「眠れないし，食欲も無い。食べても吐く」と症状を訴えた。そこで，保健師は，状況をじっくり聞き取る必要があると判断し，Aさんが話をしやすいよう別室に案内し，状況を聞いた。本人の訴えから，介護保険の要であり，人的社会資源である介護支援専門員のサポートシステムがないことや，介護支援専門員が孤立しているために，同じ立場の仲間同士で支え合いがなく，十分な力を発揮できていないことを実感した。

保健師は日頃の業務から，要介護認定申請や介護保険サービス利用に際して介護支援専門員から利用者・家族への説明不足を感じており，訪問介護の家事援助が入ることで自立度悪化等の不適切なサービス提供やデイサービス利用時の説明不足等，家族の苦情を多く聞いていた。

保健師は介護支援専門員のサポートシステムがないことや孤立しているために不安や困ったことが起こっており，同様の問題が地域にあるのではないかと考え，介護支援専門員の実態から地域の問題を把握していこうと考えた。

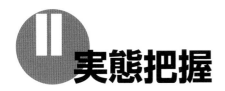

Ⅱ 実態把握

　保健師は介護支援専門員がサポートシステムがなく孤立しているために
起こっている不安や困ったことに焦点を絞って，連絡や申請窓口業務時に
意識的に情報把握しようと考えた。

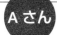

A さん　40 歳代　女性（連絡時に把握）
「私は今まで訪問介護はやってきたが，ケアプランを作成した経験は無い。介護保険が始まるから介護支援専門員の資格を取得するよういわれ，必死で勉強した。取得したら早くケアプランを作り，利用者を確保するようにいわれる。個人に合わせたプランでないと利用者から苦情が出る。経験がないことをやらなければならないことや，本の勉強だけでは，訪問介護以外のサービスはよく解らないし，医学的なことは特に難しい。他の介護支援専門員はケアプラン作成をやっているだろうが，自分にとっては時間がかかり難しい。ケアプランのことを考えると，気になって眠れないし，食欲もない」と涙を流しながら話した。

B さん　50 歳代　男性（要介護認定調査の連絡時に把握）
「ケアプランを作成するが，医療系が弱いと感じている。ケアプランを作成し，サービスを導入してもうまくいかないケースがあり落ち込むことが多い。要介護認定調査の記述が難しく，指摘される度に落ち込む。利用者等からの連絡や対応のために，日中はケアプラン作成ができない。夜 10 時くらいまで残って残業し，土日も休めないため疲れている」と語った。

C さん　20 歳代　女性（要介護認定申請時に把握）
「ケアプラン作成が負担になっている。早く作成し，利用者の確保をするように上司から言われる。他の福祉系のサービスの現状が分からず困っている。介護認定調査も丁寧に教えて欲しい。調査票の適切な記述が難しく調査に行くたびに自信がなくなる。市町村の介護保険担当部署で，ケアプラン等の介護支援専門員の相談を受けて欲しい。休まず頑張っているが，ケースに合わせたケアプランではなく，当面，空欄を埋めることに集中している。自分がしたいことはこんなことだったかと不安になる。皆は着実にやっているのだろうが，自分は介護支援専門員に向いていないと落ち込む」と話してくれた。

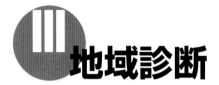

事例からみえた保健師の見立て

　Ａさん，Ｂさん，Ｃさん等の話を聞いて，保健師は介護支援専門員の育成は始まったばかりであり，具体的な役割や仕事内容が十分理解されていないため本来の仕事ができないのではないか，介護支援専門員を支援する体制が必要なのではないかと考えた。

Ⅲ 地域診断

保健師の見立てをもとに，以下のように地区の実態を整理し，地域の課題を明確にした。

　地域の課題を明確にするために，居宅介護支援事業を行う介護支援専門員の状況，ケアプランで利用するサービスの状況，住民からの苦情・相談件数，相談内容等，利用者からの介護支援専門員への苦情・相談件数，相談内容，家庭訪問，介護相談，連絡時に聞きとった利用者，介護支援専門員の思い，さらに，福祉部門や保健部門に働きかけ，介護保険以外の活用できるサービス，過去の福祉サービス利用状況，インフォーマルサービス，周辺の社会資源の現状に関する資料を作成した。

保健師が捉えた地域の実態

1．利用しているサービスのほとんどは，介護支援専門員の所属施設のサービスであり，しかも単一サービスが多い（表1）。また介護保険以外のインフォーマルサービスは活用していなかった（表1）。
2．介護保険が始まったばかりであり，住民は介護保険について十分理解していないが，正しい知識を持つことで，適切なサービス等を選択できるようになる。住民は住み慣れた地域で，介護が必要になっても，サービスを受けながら安心して，暮らしたいと考えている。

表1　事業所別サービス利用状況　　　　　　　　　　（件数）

	G 事業所	H 事業所	I 事業所	J 事業所
把握ケアプラン数	10	12	10	5
ホームヘルプサービス	10			
デイサービス		12		
デイケア			10	
介護ベッド	1			2
訪問看護				5
インフォーマルサービス	0	0	0	0

事業実績

1．ケアプランや介護サービス利用に関する住民の苦情や相談は多い。その内容は，介護支援専門員と要介護者や家族とのコミュニケーションがうまくいかず，アセスメントも不十分なままサービスを導入している場合が多くみられた（表2，表3）。
2．介護保険が始まり，介護支援専門員の育成を始めたばかりであるため，県内や保健所管内に介護支援専門員の会はない。

表2　D 町○月介護保険相談件数

相談内容	件数
ケアプランに関すること	9
調査	15
サービスの苦情	3
利用者及び家族との対応	9
その他	2

表3　D 町相談記録票

月日	時間	内容	対応場所	対応方法	対応方法	問題点
2/9	11：00（30分）	デイサービス施設の利用可能な曜日と家族が医療機関に連れていく曜日が重なって困っている。他の施設のデイサービスを受けられないか？	事務所	電話	2/9　11：50 担当介護支援専門員に連絡し確認	介護支援専門員が家族や利用者へ説明不十分
/				面接・電話・その他	/　　：	

保健統計

1．居宅介護支援を行う介護支援専門員は少なく，ケアプラン作成は一人

当たり80件と多い。100件超えている事業所もあった(表4)。

2．過去の福祉サービス利用者と比較して，在宅要介護認定者数は2倍以
上増加している(表5)。

3．要介護認定者は増加している(表6)。

表4　介護支援専門員1人当たりのケアプラン作成数(初年度)　(人)

	D町	E町	F町
要介護認定数	900	600	300
認定調査時在宅であった要介護認定者数	400	350	200
要支援者	260	160	80
要介護1	270	150	80
要介護2	120	92	40
要介護3	113	87	45
要介護4	105	76	35
要介護5	42	35	20
介護支援専門員数	13	19	7
(居宅介護支援事業所の介護支援専門員数)	5	7	4
1人あたりケアプラン作成数	80	50	50
ケアプラン作成数(聞き取り)	12〜150	10〜150	20〜120

表5　D町介護保険開始前年度福祉・保健サービス利用状況　(人)

	利用者数	利用延数
訪問通所サービス	100	1,500
短期入所サービス	3	10
ホームヘルプサービス	30	1,200
福祉用具購入費	5	5
住宅改修費	0	0
機能訓練(保健)	12	240

調査時在宅要介護認定者数　400人

表6　D町月累計要介護者認定者数　(人)

	4月	5月	6月	7月
要介護認定数	750	800	850	900
要支援者	210	240	250	260
要介護1	230	240	240	270
要介護2	85	88	112	120
要介護3	92	95	100	113
要介護4	90	92	99	105
要介護5	38	38	40	42
非該当	5	7	9	10

住民が介護保険について，正しい知識を持ち，適切なサービスが受けられることで，住み慣れた地域で，安心して暮らせるよう支援する。地域住民がより良い介護サービスを受けるためには，住民と密接にかかわる介護支援専門員の質を向上させることが必要である。

Ⅳ 活動計画（健康課題の対策）

　保健師は介護支援専門員の抱えている問題と介護保険サービスに関わる住民の声を課長や係長，同僚に資料を添えて説明し，介護支援専門員の会の必要性を訴え，了承を得た。保健師は集めた情報や課題，今後の方向性を同僚や上司と共通認識できるよう常に情報提供した。

　保健師は介護支援専門員の会を開催する意図や，参加しやすい日程，必要な内容等を聞き取りし，介護支援専門員の仲間で話し合いや情報交換，研修を受けたい気持ちを聞き取った。

　保健師は上司に相談し，介護支援専門員の会を開催するにあたり，行政からの案内を作成し，文書を持参し，所属長に介護支援専門員の参加依頼をした。複数参加が難しい場合には，その施設で介護支援専門員の会を開催し，所属長の理解が深まるように配慮した。また他の施設の介護支援専門員が参加し，熱心に学ぶ様子を所属長が見ることで，介護支援専門員への理解が深まり，介護支援専門員が参加しやすくなると考えて，開催場所を時々変更し，実施するよう計画した。

目的

　介護が必要になっても住民が住み慣れた地域で安心して暮らせる支援をする。社会資源である介護支援専門員が住民に必要なサービス提供ができる力をつける。

目標

1．介護支援専門員が困った時に相談できる人・場ができる。
2．介護支援専門員が仲間と情報交換や技術の向上が図れる。
3．介護支援専門員がそれぞれ持っている力を生かして仕事ができる。
4．地域の保健・医療・福祉・介護のネットワークができる。
5．介護支援専門員が質の高いサービスを住民に提供できる。
6．地域住民が介護保険に関する理解を深める。
7．新たな社会資源である介護支援専門員の団体が地域にできることで，

介護の質があがる。

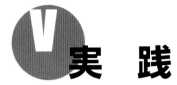

V 実 践

1 介護支援専門員が情報交換できる場づくり

　介護支援専門員や介護保険施設長，上司との話し合いからD町介護支援専門員の会は月1回程度の頻度が参加しやすいと判断して開始した。

　内容は，情報交換，サービスの内容，在宅のケアプラン作成，ケアカンファレンスの実施などであった。会の回数を重ねるごとに，介護支援専門員に共通する以下の問題が明確になった。

1．介護支援専門員の具体的な仕事が明確になっていない。
2．家族との関わり方が難しいと考えている。
3．特に福祉系の介護支援専門員は医師連絡の必要性や方法が解らない。
4．要介護者に必要なサービスの検討が不十分で，自分の所属母体のサービスは必ず導入されているが，他のサービス導入は少なく，単一のサービスが多い。
5．重症化予防のためのサービス導入になっていない(機能訓練の必要な利用者に家事援助のみのサービス提供等)。

　会の中で明らかとなった問題点や情報は，介護支援専門員の中で共通認識し，常に同僚や上司に報告し情報共有を行い，問題解決への方策について話し合った。

2 3町の保健師が地域の課題を共通認識

　D町，E町，F町の保健師が連携する中で，D町保健師がD町介護支援専門員に共通した問題や現状を伝えると，E町，F町の保健師も住民の声や介護支援専門員の声から，同様の問題を抱えていることに以前から気がついていたと答えた。そこで，保健師は3町が隣接しており，医療・福祉などの生活圏も近似していることから，認定審査会と同様に3町で介護支援専門員の会をつくることにより，介護支援専門員参加数も増加し，会の効果が上がるのではないかと考えた。3町保健師は認定審査会や連絡の機会を利用して，介護支援専門員の悩みや介護支援専門員が介護保険の要であるのに支援体制が十分でないこと，課題解決のための方策について話し合った。3町保健師は，3町の介護支援専門員の実態を意識して情報収集し，その結果を情報共有しつつ，所属している介護担当者や上司に理解し

てもらうために説明資料を作成した。

3 介護支援専門員の会設立準備

　保健師は3町介護支援専門員の会（以下さくらの会とする）を設立することの必要性を，それぞれの上司に伝えた。その後，3町の課長と介護保険担当者，保健師が協議し，介護支援専門員の置かれている状況や住民の相談の声等の資料をもとに，介護保険の要である介護支援専門員への支援の必要性を再度確認した。

　3町課長，係長と3町保健師で，当初はさくらの会を行政主導で開催し，会が発足後，自分たちで活動しようとする発言や行動が確認できた時，早期に自主組織として自立できるよう支援することや，会則や組織に関して介護支援専門員の中で相談しながら自立運営に向けて進めて行くことを，開始前から共通認識し，支援を開始した。

【見通しをもったグループ育成の技】
保健師がグループを育成する時には，その会の発達段階を見極め，その段階に応じた支援をタイミングよく提供することは重要である。

　保健師はさくらの会設立のための準備が必要だと考え，介護支援専門員の中から会長，副会長等役員の人選をし，3町それぞれの介護支援専門員に介護支援専門員の会の必要性を話し，会設立の準備委員会における会長・副会長の内諾を得た。3町保健師は出席しやすい日程や内容を情報収集した上で，準備委員会の案内を作成し，介護支援専門員が出席できるように手渡しでPRした。3町保健師はさくらの会準備委員会を開催し，その後，会に必要な会則の作成，予算等について介護支援専門員と一緒に検討した。

4 さくらの会設立支援

　さくらの会の設立にあたり，会を育成するには周りの協力が必要だと判断して，3町の課長や介護保険担当者，医師会，介護保険サービス事業所長を来賓として招待した。

【会の協力者を増やす技】
保健師は，新たな会を立ち上げるとき，会の援助者が増え，活動しやすくなるよう，関連団体との顔つなぎのために，様々な技を活用する。

　保健師はさくらの会の設立を支援し，会の中でお互いの仕事や介護サービスについて情報交換できるように会の研修内容を計画した。保健師は介護支援専門員がお互いの気持ちを理解してサポートできるように，また，困った時に相談できるように，話やすい雰囲気や場づくりに配慮した。

【魅力ある場を設定する技】
こういう場であれば参加したいと思わせるような教育や会議の企画を考えることは，保健師の基本的な技である。

5 介護保険講演会開催

　さくらの会の中で，「介護支援専門員のことや介護保険のことを話しても住民は理解していない。もっとPRが必要。何かの催しがあればそこでPRしよう」という意見があったため，その意見を取り上げ，話を深めた。3町の介護保険担当者や課長もさくらの会に参加しており，介護保険のPRのために活用できる補助金があることをその後で保健師に伝えてくれた。保健師は介護支援専門員に情報提供し，PRしたいとの希望を聞き，内容を確認した上で，介護保険講演会を計画し，課長や担当者に資料を作成し事業計画を提出した。介護保険講演会をさくらの会主催，3町の共催で実施できることが決まった。保健師はさくらの会の会員と介護保険講演会の計画から実施までを一緒に考え，会員各々が役割を持ち，介護保険講演会を実施できるように支援した。介護保険講演会で，住民に介護保険や介護支

【成功体験が積み重ねられるような
支援を行う技】
些細な体験でもかまわないので、
成功体験を重ねることや、失敗か
ら学んだことを実施することで成
功につながるような体験をするこ
とで、参加者の自己効力感や力量
も上がる。この体験を支援するこ
とは重要である。

援専門員，介護サービス等について解り易く PR するために，さくらの会は寸劇や講演を企画した。保健師は会員が成功体験ができるように準備や練習の場所の確保や台本（**資料1**）の作成，役割分担などの支援をし，皆が介護保険講演会に向けて，気持ちがまとまるように配慮した。

介護保険講演会（**資料2**）は成功し，介護支援専門員から，また皆で一緒にやりたいとの意見が聞かれた時，保健師は長年の経験から，これでさくらの会はまとまり自立できると確信した。

脚本 『 **どうしよう？となりのばあちゃん、ぼけちゃった！** 』　　　　　上演：　○○○○○○○一座

場	BGM・効果音・照明など	シーン	大道具・小道具　備考
		ナレーター：この劇の主人公は、山田ウメさん86才。本人によれば、22才というのですが…。 　5年前に夫を亡くして、一人で生活してきましたが、最近、痴呆症状が出始めました。 　それでは、山田ウメさんをめぐる、介護保険のお話です。 まだ薄暗い午前4時、ウメさんは…、	
		山田ウメ：（タンスから衣類を出したり入れたりしながら、荷造りをしている。） 嫁はおらんかいのお？カズっ？カズは、おらんか？ 食事はまだかいの？今日は何も食うとらんぞ！どいつもこいつも、しょうもないのお！飢え死にしてしまうぞ！ 　（タンスの中にあった、漬け物をばりばり食べる。財布をみつけて中をみる） ありゃ、また金を盗みよった！この家にゃあ、どろぼうがおるぞ！（と叫ぶ！） 　　　　暗　転 　場面変わって、近所の奥さん達が、路上で立ち話をしている。	スーパーの帰り、買い物袋を下げて、立ち話。
		ご近所A：ねえねえ、どうも最近ウメさんおかしいのよ！朝早くから、バタンバタン物音がするの。	
		ご近所B：そうそう、あそこのお店にも、日に何遍も行くらしいの。	
		ご近所A：息子さんは、気がついていらっしゃるのかしら？	
		ご近所B：最近息子さんもあまり見かけないけど…、	

資料1　会員が作成した介護保険講演会の寸劇脚本

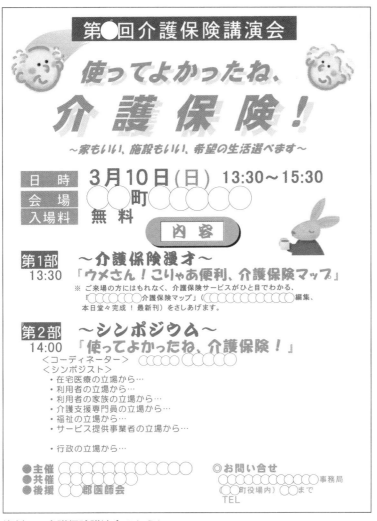

資料2　介護保険講演会のちらし

6 さくらの会自立への準備

　保健師はさくらの会が，3町より補助金の獲得ができるよう補助金申請，会の研修計画や予算・決算報告などの報告ができるよう，一緒に書類を作成しながら，次回からは自主的にできるように支援した。また，3町保健師が介護支援専門員の相談に乗ることを保健師の業務に追加し，共通した問題に対応した研修会(ケアプラン研修会，要介護認定調査員研修会等)を実施した。

7 さくらの会自立への援助

　介護支援専門員が自主的にさくらの会の運営できるように，毎回必ず一人の保健師はさくらの会に参加し，保健師同士が情報共有しながら，少しずつ行政の保健師が退き，他の会員が主体となるよう，会の自立に向けて支援した。さくらの会の会員より医師連絡が苦手であるとの意見があった。

【会員が主体的に動ける橋わたし】
保健師は，問題点を発見し，解決する時，そのことのみの解決を図るのではなく，今後，同様の問題が起こった時主体的に動けるように，必要な人材との顔つなぎをしている。

そこで，保健師は医師会に働きかけ，介護支援専門員の実情を伝え，医師会の支援が必要であることを伝えた。そのことから医師連絡についての研修会に医師が協力してくれることになり，保健師はさくらの会の研修に医師連絡についての研修を入れ，必要なケースは医師連絡がスムーズにできるよう設定した。

8 保健・医療・福祉・介護のネットワークづくり

保健・医療・福祉・介護のネットワークの構築のため，保健師は医師会との連絡会，介護保険サービス事業者の会，さくらの会を合同で開催する機会を年に1回は計画し，お互いに連絡や相談し易い顔見知りとなるように企画した。

9 介護保険サービスマップ作成の支援

住民の理解を深める普及活動として，介護保険講演会や地域の保健・医療・福祉・介護の資料である介護保険サービスマップ作成をさくらの会主体で実施した。介護保険サービスマップ作成は地域の具体的な介護サービス等の説明が難しいという会員の意見から取り組んだ事業であった。既存の資料がないため会員が新たに自分たちの手で情報収集したものを，解りやすくイラストを入れ作成した(**資料3**)。保健師はさくらの会の会員が直接，介護保険サービスマップを配布することで，地域における介護支援専

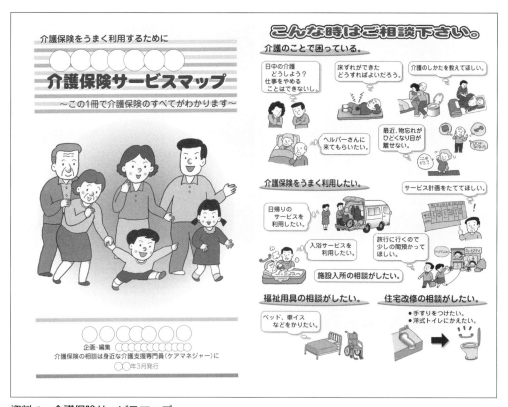

資料3　介護保険サービスマップ

門員の評価が上がると考え，地域の施設，事業所，介護保険担当部署，医師会，保健センター等にマップを配布する時には必ず，会員や役員が施設の長に挨拶をして，手渡すように配慮した。介護支援専門員は介護保険サービスマップを介護保険のサービスの説明の際に活用し，住民の介護保険の知識の普及に役立てた。保健師は，介護保険サービスマップ作成について住民からわかりやすいとの話や，介護支援専門員の丁寧な仕事ぶりについて地域住民がほめている言葉などを会で報告した。他の会員からも同様な声が上がり，介護支援専門員は自分の会や仕事に誇りを感じたとの発言が聞かれた。

10 さくらの会の自立への支援

　保健師は介護支援専門員が自主的に会を運営し，行政の保健師の力を借りずに自分たちで勉強したいことを計画し実施できるように，3町の保健師のうちの必ず1人はさくらの会に参加し，困った時はいつでも相談に乗り，後方から支援した。保健師は役員に，資料を全て電子媒体で手渡し，補助金取得のための申請や報告の作成の要領（フォーマットの提供，記述のポイント等）を伝えた。また誰でも会の運営ができるように支援した。

　保健師は行政，医師会，施設長，介護支援専門員にさくらの会を設立したことで改善したことを言語化し，住民の声等を含めて伝え，会員の自己効力感が上がるように配慮した。

　さくらの会は，地域住民のために介護保険講演会等の社会貢献できる専門職団体となり，年1回総会を実施している（**資料4**）。その後，市町村合併に伴い，さくらの会は支部として自主的な活動をしている。

平成○○年度○○○研修実績　　別紙2

	日　時	開催場所	研　修　内　容
1	4／25（金）18：30～20：30 ○○人	○○町○○	・連絡会および総会 ・情報交換会（交流会）
2	6／20（金）18：30～20：30 ○○人	○○○○病院	・介護保険最新情報 ・普及啓発事業の内容検討（○○まつりでの相談コーナー設置） ・情報交換
3	9／19（金）18：30～21：30 ○○人	○○病院	・研修会　面接技法Ⅰ 　ビデオ「核心をはずさない相談援助面接技法」 　グループ討議 ・○○まつり参加に関する協議
4	10／17（金）18：30～20：30 ○○人	○○病院	・研修会　面接技法Ⅱ 　ビデオ「核心をはずさない相談面接技法」 　グループ討議 ・○○参加に関する協議 ・情報交換
5	1／16（金）18：30～20：30 ○○人	○○○	・情報交換会 ・連絡事項
6	2／20（金）18：30～20：30 ○○人	○○町保健センター	・平成○○年度事業の反省および次年度の計画 ・ケアマネ○○協議会代表者会議の復命 ・役員改選について ・連絡事項

平成○○年度事業計画

	日時	開催場所	担当者・記録	研修内容
1	4／23（金）	○○○	○○荘○○社協○○○	・総会 ・情報交換会（交流会）
2	6／25（金）	○○○デイサービスセンター	○○施	・研修会 　「住宅改修の基本について」 　　　　　　　　（外来講師） ・介護保険最新情報 　（施設紹介，ケアハウス○○○） ・介護保険講演会に関する協議
3	8／12（木）	○○町保健センター	ケアサービス○○○病院○○病院	・研修会 　講演「飛び越せ思い込み～ケアの常識を考え直してみませんか」 　講師　○○○○
4	10／17（日）	○○○の館	宅老所○○○○○○社協	・介護保険講演会
5	1／28（金）	○○○○病院	○○○○病院	・保健・福祉・医療の関係機関との連携
6	2／25（金）	○○町公民館	○○町○○町	・今年度事業の反省および次年度計画立案 ・ケアプラン作成研修 　（ケアマネリーダー） ・介護保険最新情報

資料4　総会資料の一部

モニタリング

　保健師は介護支援専門員から，研修会，連絡，介護認定申請受付等の業務実施時に状況を聞いたり，相談に来た時に様子を聞き出した。介護支援専門員は他市町村の介護支援専門員の会と会合した様子を保健師に伝えてくれた。会員は自力で会を運営しており，会の年間計画・実績報告等の書類を作成して保健師に手渡してくれた。

　保健師は介護保険認定申請に訪れた住民から，介護支援専門員が介護保険サービスマップを活用し解り易く説明してくれたことや，要介護認定調査時に住民から介護支援専門員が介護サービスについてわかりやすく説明している様子等を聞いた。保健部門の保健師が地域の保健活動の中で，介護支援専門員のサービスが改善して利用している住民が喜んでいる様子を，介護部門の保健師に伝えてくれた。

　保健師は医師との連絡時に，介護支援専門員が医師連絡する回数が増加したこと，サービス利用時の状況を医師に伝える等の改善された変化を聞いた。

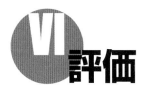

Ⅵ 評価

1 介護支援専門員は仕事の相談ができる仲間や場ができた

　介護支援専門員が困った時仲間と相談でき，安心して仕事ができるようになった。また会の活動により，介護支援専門員の所属長が介護支援専門員の業務を理解してくれるようになり働きやすい環境になった。

2 介護支援専門員は自信を持ってサービス提供できるようになった

　介護支援専門員はさくらの会に情報交換や研修会を組み込むことで介護の知識や技術向上ができ，自信を持ってサービス提供ができるようになった。

3 介護支援専門員がそれぞれ持っている力を生かして仕事ができるようになった

　介護保険講演会で全ての会員は何らかの役割を持ち，寸劇を自作自演して住民に介護保険のPRをした。初年度のさくらの会の会員は，自分の経験を新人介護支援専門員に伝え後輩の育成をすることや会の役員をすることで自分に自信が持てるようになった。そのため，新人介護支援専門員の良き相談相手となり，仲間同士で得意な分野を教え合う等の助け合いができるようになった。また，研修会の中で「介護支援専門員の仕事をすること

で，利用者が喜んでくれたことや介護状態が改善されたことがうれしい」などの意見もあり，介護支援専門員が生き生きと生きがいを持って仕事を続けることができた。

4 介護支援専門員を含めた地域の保健・医療・福祉・介護のネットワークができた

介護支援専門員を中心として，今までになかった強いネットワークができた。困難な事例には，関係者が声を掛け合い，ケアカンファレンスや連絡しあえる体制ができ，住民サービスが向上した。医師連絡が苦手だった介護支援専門員も連絡ができるようになり，医師会からも，気軽に連絡して良い時間を医療機関別に一覧表にして介護支援専門員に提供があり，医師と密接に連絡を取り合えることで介護サービスの質が上がった。

5 介護支援専門員が質の高いサービスを住民に提供できた

さくらの会ができ，情報交換，相談，研修する場ができたことで介護支援専門員のレベルアップにつながった。利用者は介護支援専門員から自分に適したサービスを受けられるようになり，苦情も減少した。またさくらの会での研修で，介護支援専門員がケアプラン研修会を実施し，自分たちでケアプランを評価し，お互い助言し合うことで介護の質が向上した。

6 介護支援専門員が介護保険について住民の理解を深める普及啓発を実施できた

①介護保険開始当初，介護保険や介護保険サービス等が住民に浸透していない時に，介護支援専門員は介護保険講演会を開催し，寸劇やシンポジウムで，介護保険について住民に普及啓発できた。

②介護支援専門員が介護予防の視点や家族の介護負担等に目を向け，認知症予防教室や転倒予防教室，介護家族の会，認知症家族の会の PR 等を自主的に行うようになった。そのことで，住民が必要な社会資源を知り，有効に活用できるようになった。

③介護支援専門員はサービスの提供や説明をする上で，説明資料がないことに気づき，地域の介護保険サービスの内容や実施施設等の介護保険サービスマップを作り，住民や関係機関に配布し，正確な情報提供をした。住民は介護保険サービスマップを活用し，適切なサービスを選べるようになった。

7 新たな社会資源であるさくらの会ができた

新たな社会資源である介護支援専門員の団体が地域にできたことで，介護支援専門員の研修の機会が増え知識が向上し，住民は適切な助言を受けることができるようになった。

会長等役員は，後に結成された県や広域の介護支援専門員協議会の理事や役員となり，介護支援専門員連絡会議の情報を伝え，県内の介護支援専門員協議会の発展にも貢献した。

保健師基礎教育における
「PDCA の展開図」の活用

健康教育演習配布資料 1（健康教育演習の目的・目標・方法）
健康教育演習配布資料 2（健康教育演習 10 テーマ）

健康教育計画書作成例 ①
健康教育計画書作成例 ②
健康教育計画書作成例 ③

資料：山口大学医学部保健学科看護学専攻「公衆衛生看護活動論演習資料より」

守田　孝恵
藤村　一美
磯村　聰子
木嶋　彩乃

健康教育演習

1 演習の目的

　これまでの公衆衛生看護学に関連する科目で学んだ知識を活用し，公衆衛生看護活動の具体的な手法である地域診断と健康教育について学ぶ。住民のニーズの把握，地域特性ならびに地域のヘルスニーズのアセスメント，計画の立案，活動の展開方法，評価に必要な知識と技術を習得する。個から地域への広がりを理解することができる。

2 学習目標

１）地域で生活している看護の対象を理解する。
２）個の事例のそれぞれの課題を束ねて整理し，対象のニーズを把握することができる。
３）地域特性の把握のために必要な情報を収集し，地域の健康課題をアセスメントすることができる。
４）地域の健康課題を解決するための目的・目標を考えることができる。
５）対象ならびに地域特性に応じた（目的・目標に応じた）健康教育を企画・実施・評価ができる。
６）健康教育の内容のエビデンスを調べ，提示できる。
７）地域住民のセルフケア能力を高める支援技術について説明できる。
８）効果的なプレゼンテーションを考え，実践できる。

3 グループ演習の方法

■ 地域診断および健康教育立案，媒体の作成，演習，発表

①テーマについて，「保健師の日常業務における気づき」，「各事例による実態把握」，「保健師がとらえた地域の実態」をもとに，対象のニーズを把握する。事例 A〜C は保健師が訪問や保健事業など様々な場面で得た情報とする。健康教育の対象は，事例からグループで考え，自由に設定して良い。
②必要な情報（事業実績，保健統計）を収集し，地域診断を行い，地域の健康課題を明確にする。
③地域の健康課題に対して必要な予防策や対応策を考える。
④本演習では，1 回限りの 15 分間で実施する健康教育の場面，対象者は 20 名を想定し健康教育を立案する。
⑤作成した健康教育計画書を踏まえて教材を準備し，デモンストレーションをし，健康教育の発表に臨む。
⑥対象者役のグループは，設定された対象者として参加する。他グループは発表グループが立てた健康教育の目標が達成できているかという視点で発表を観察する。
⑦各グループの発表後に，発表以外のグループで評価をディスカッションし発表する。

00 年度健康教育演習

健康教育 10 テーマ

・〇月〇日（〇）演習開始までに，全てのテーマを各自でよく読んでおいてください。

・各テーマを読み込んだことを前提で行います。

・内容は全てフィクションです。

学籍番号（　　　　　　　　　）　氏　名（　　　　　　　　　）

健康教育テーマ 1

コミュニティ	〇〇市
保健師の日常業務における気づき	・乳幼児健診の場面等で，母親同士で会話することなく，携帯をいじったりして順番を待っている母親が多い。 ・子育てに関して，離乳食開始の時期や子どもとの過ごし方など，母親同士でも解決できそうなことを相談する親が増えている。
実態把握	
事例 A	【29 歳女性(男児 7 か月)】夫と子どもの 3 人暮らし。出産前に夫の仕事の都合で知り合いのいない周南市に引っ越してきた。産後 1 か月は九州の実家にいたが，今はこちらで生活している。引っ込み思案な性格もあり，ママ友はいない。日中は子どもと 2 人で過ごしていて気が滅入ることもある。相談できる人がほしい。
事例 B	【38 歳女性(女児 5 か月)】4 歳男児と夫と 4 人暮らし。実家は柳井市なので，時折実母が手伝いに来てくれている。上の子もいて，子育てがわかっていると思われがちだが，離乳食のことなどこの進め方でいいのか不安に思うこともある。
事例 C	【22 歳女性(女児 3 か月)】24 歳の夫と子どもの 3 人暮らし。市内出身なので，友人はいるが，子育てをしている友人はいない。子どもとの遊び方や育て方に不安を感じている。
保健師がとらえた地域の実態	・市内に企業が多く，特に子育て世代の転出入が多い。 ・核家族世帯多く，さらには家族間のつながりが希薄になるなど，人と人とのつながりに対する弊害が大きい。

健康教育テーマ 2

コミュニティ	〇〇市
保健師の日常業務における気づき	3 歳児健診ではイヤイヤ期の子どものしつけに悩む母親が多い。 保育園へ親対象の健康教育へ出向いた際，保育士から，「最近の子はよく噛まずに飲み込む」という話を聞いた。 5 歳児相談では滑舌の悪く，言語教室へ勧められる幼児がいる。
実態把握	
事例 A	【35 歳女性(女児 3 歳)】子どもに虫歯があるといわれてショックだった。保育園でフッ素洗口をしているから，虫歯にならないと思っていた。子どもはお茶よりも果物ジュースが好きでよく飲んでいる。
事例 B	【29 歳女性(男児 3 歳)】子どもが自分で歯ブラシをしたがり，仕事で疲れていて仕上げみがきをつい忘れてしまう。どうせ生え変わるから，乳歯が虫歯(う蝕)になっても大丈夫でしょ？
事例 C	【32 歳女性(男児 3 歳)】同居する祖父母が子どもにお菓子を与えてしまう。間食の量が多いのか夕食を残す。野菜が嫌いで柔らかいものばかり好んで食べることも気になっている。
保健師がとらえた地域の実態	1 歳 6 か月児検診では虫歯(う蝕)の保有率は低いが，3 歳児健診で虫歯(う蝕)の保有率が増加傾向にある。 1 歳で育休から復職する母親が多く，育児相談の参加者は 1 歳未満の乳児が中心で 1 歳 6 か月児検診から 3 歳児までの子どもと親を対象とした健康教育の機会がない。

健康教育テーマ 3

コミュニティ	〇〇市
保健師の日常業務における気づき	育児相談では，子どもの健康管理について不安を訴える相談が多い。定期的な育児相談の参加者数だけでなく，電話の相談件数も増えている。
実態把握	
事例 A	【28 歳女性(女児 5 か月児)】ようやく首も座って，お出かけができる月齢になってうれしい。でも 8 月だしとても暑くて，熱中症になるのが不安で散歩に出かけづらい。熱中症がどういう症状か分からない。ネットで調べても量が多すぎてどれが正しいのか分からない。

健康教育テーマ 3（つづき）

コミュニティ	〇〇市
事例 B	【35 歳女性（男児 2 歳）】引っ越してきたばかりで知り合いがいない。どこに同じくらいの親子がいるのだろう。水分補給が熱中症予防には大事と聞いているけれど，どれくらい飲ませればよいか分からない。大人よりもすごく汗をかくから，もっとたくさん飲ませたほうが良いのかしら。夏バテなのか最近食事の量も落ちていて心配。
事例 C	【30 歳女性（女児 10 か月児）】友達の子どもが部屋の中で熱中症になったみたいで怖くなった。部屋にいるときにはどう気を付けたら良いか分からない。水分補給は母乳くらいだけど，もうお茶とかを飲ませないといけないのかな。
保健師がとらえた地域の実態	転出入の多い地域で，周りに相談ができる身近な友人や家族がいない世帯が多い。

健康教育テーマ 4

コミュニティ	〇〇町
保健師の日常業務における気づき	外で遊ぶ子どもが減ったように感じる。担当地区の小学校の養護教諭から，夜更かしや間食などで生活習慣が乱れている生徒がいるという話を聞いた。
実態把握	
事例 A	【小学 3 年生女子】両親との 3 人暮らし。母親が朝食を用意してくれているが，食欲がなく食べない。夕飯まで，家に買い置きしてある菓子パンや，学校の帰りに買ったお菓子を食べている。外で遊ぶより家でテレビゲームをするのが好きで，つい夢中になって寝るのが遅くなる。
事例 B	【中学 2 年生男子】両親と兄との 4 人暮らし。毎日サッカー部の朝練がある。朝ごはんを食べずに行き，給食までお腹が空くので休み時間に菓子パンを食べる。魚よりも肉が好きでよく食べる。勉強をしていて夜中にお腹が空くため，カップラーメンやスナック菓子を食べて 0 時すぎに就寝する。眠いので昼休みは寝ていることが多い。
事例 C	【小学 6 年生女子】両親と祖父母の 5 人暮らし。両親祖母が夕飯を作ってくれるが，野菜は嫌いなのでほとんど食べない。最近スマートフォンを買ってもらい，缶ジュースを飲みながら，夜遅くまでアプリのゲームをするようになった。朝ごはんは食べないこともある。授業に集中できず，先生の話を聞いていなくて注意されることが増えた。
保健師がとらえた地域の実態	・学校の健診で高脂血症や高血糖を指摘される小中学生が増加傾向にある。

健康教育テーマ 5

コミュニティ	〇〇市
保健師の日常業務における気づき	特定健康診査の結果を見ると，メタボリックシンドロームの基準には非該当でも高血糖の人が多いように感じる。 最近行った E 地区の婦人会の健康教室で頂いた手作りのお菓子がすごく甘かった。指摘すると，皆このくらいの甘さがないと満足しないとのことで，日頃から糖分の多いものを摂取していると思われた。
実態把握	
事例 A	【65 歳女性：E 地区の婦人会長】果物はビタミンが豊富で体に良いから，たくさん食べたほうが良いわよね。食後に必ず果物を食べているの。太ってないし糖尿病にはまさかならないと思う。主人が高血圧だから減塩には気を付けているけど，味が濃くないと食べた気にならないのよね。
事例 B	【48 歳女性：育児サークルボランティア】ついつい飴やチョコレートを食べるわ。間食をやめられない。お菓子を食べた分はご飯を減らして調整するの。昨日も夕食のご飯は食べなかった。体重が増えなければ問題ないでしょ？
事例 C	【30 歳女性：町役場事務職員】野菜は大事だと思うけど，時間がなくて野菜ジュースで済ませているよ。だから野菜を食べなくても大丈夫かな？残業でお菓子を食べて夕食を抜くこともある。最近気になるのは，血圧。同居している義母の味付けがとても濃くて，先日の健診で血圧が去年より高くなっていた。
保健師がとらえた地域の実態	・高血圧の治療をしている住民が増加傾向にある。 ・透析患者が増加傾向にある。

健康教育テーマ 6

コミュニティ	〇〇市
保健師の日常業務における気づき	健康相談で，骨粗しょう症の治療を受けている女性が増加しているように感じる。
実態把握	
事例 A	【30 歳女性：健康づくりイベントに親子で参加】骨密度測定コーナーに参加。骨量が思っていたより少なくてショックだった。産後のダイエットのせいかな？そういえばカルシウムを意識して摂取していないし，足りない気がするわ。骨粗しょう症検診があることを知らなかった。
事例 B	【72 歳女性：地区の健康相談】検診がきっかけで骨粗しょう症だと分かって，服薬治療をしているの。医師にカルシウムを摂るように言われるけど，コレステロールも高いから，乳製品がとれなくて，食事を考えるのが大変なのよ。 もっと早くから気を付けていればよかった。
事例 C	【65 歳女性：健康運動教室】最近友達が転倒して大腿骨を骨折して入院したの。骨粗しょう症だから骨折したと医師に言われたみたい。私も最近腰痛がひどいし，膝も痛くなってきたわ。閉経してからひどくなった。骨粗しょう症にならないように気を付けたいけどどうした良いかしら。
保健師がとらえた地域の実態	骨粗しょう症検診の受診率が低い。

健康教育テーマ 7

コミュニティ	〇〇市
保健師の日常業務における気づき	最近，介護認定を受けていない高齢者が突然寝たきりになり，介護認定を受けるケースが増えている。
実態把握	
事例 A	【75 歳男性】これまで仕事一筋に生きてきた。体力には自信があったので，介護認定など考えたこともなかった。運動は必要だと思うが，特にしていることはない。
事例 B	【80 歳女性】自分はまだまだ身の回りのこともできるし，介護は他人事だと思っている。もうこの年になると食べ物も食べたいものを食べるし，運動は畑仕事を時々するくらいで，したほうがいいのはわかっているけど，どんなことをしたらいいかわからない。
事例 C	【72 歳女性】最近体力が落ちてきて，運動をしたいと思うが，なかなかやる気にならない。近所の友達と一緒に散歩したり，ラジオ体操をしたりしているけど，運動は取り組みにくいね。
保健師がとらえた地域の実態	・前期高齢者・後期高齢者に限らず，体力不足，運動不足を訴える人が多い。 ・前期高齢者でもなかなか外出をしなくなる傾向の人が多くいる。

健康教育テーマ 8

コミュニティ	〇〇市
保健師の日常業務における気づき	住民から，「親や近隣住民が認知症かもしれない」という相談が増えてきたように感じる。また近年認知症についてニュースで取り上げられ，住民からも認知症にならないように気を付けたいという話も多く聞かれるようになった。
実態把握	
事例 A	【母親(75)と同居する男性(50)】最近母親の様子が気になっている。朝話したこともすぐ忘れるし，物忘れが目立ってきた。大好きな畑仕事もやる気がでないみたいだ。早めに病院で診てもらったほうが良いのだろうか。
事例 B	【サロンに参加する女性(76 歳)】ボケないようにサロンに出るようにしている。 認知症になりたくないけど，どういうことをしたら効果があるのか分からない。テレビの認知症予防の体操をしても，覚えられなくて続かないの。
事例 C	【民生委員(66 歳)】近所の D さんが最近サロンに出てこない。表情も硬くなったように思う。頭もボサボサだし，家に行ったらごみが溜まっていたよ。月 1 で帰る息子に伝えたけど，「親父は認知症じゃない」と言ってまともに取り合ってくれないから心配だ。
保健師がとらえた地域の実態	認知症(疑い含む)が理由による介護保険申請数が増加している。 認知症サポーター養成数は小学校にも出前講座に行っており，増えてきている。

健康教育テーマ 9

コミュニティ	〇〇市
保健師の日常業務における気づき	精神保健の理解を深めるため，毎年，住民組織・ボランティアを対象にした健康教育を実施している。今回は，経験の浅い新任期を対象に「ストレスとの付き合い方」のセルフケアをテーマとした健康教育の依頼があった。
実態把握	
事例 A	【57 歳男性・民生委員】毎日忙しく，自分のストレスについてあまり考えたことがない。ためたらいけないものとは知っている。
事例 B	【65 歳女性・精神保健ボランティア】私の知り合いにストレスがたまって，うつ病になった人がいるので，他人事とは思えない。自分は大丈夫とは思うけど，何をどんな風に気をつけたらいいのかよく分からない。
事例 C	【68 歳男性・自治会福祉員】今年，福祉員となった。これも人助けだと思うけど，そのためにもまず自分の心身を整えたい。夜は時々寝付けないことがあるけど，年のせいだと思ってあまり気にしていない。
保健師がとらえた地域の実態	住民はストレスに対して関心はあるが，セルフケアが十分なされていない。 精神保健ボランティア養成数，自治会福祉員経験者数は増加傾向にある。

健康教育テーマ 10

コミュニティ	〇〇市
保健師の日常業務における気づき	子育て中の母親はがん検診にあまり行っていないようだ。 がん検診に対する女性の意識が二極化しており，意識があってもきっかけがない人と意識が低い人がいる。
実態把握	
事例 A	【主婦(27)】1 歳半の子どもがいる。卒乳はしたばかり。子育てサロンで女性のがん検診のお知らせがあったけど，小さい子どもが一緒なので，検診に行くことは考えてないです。がん検診って恥ずかしいし，痛そう。
事例 B	【小学生の母親(41 歳)】普段は子育てに追われて自分のことは二の次です。最近メディアで有名人のがんの体験を見ると気になるけど，子宮がん，乳がんのことってあまり知らないし，自分は大丈夫かなって思ってる。
事例 C	【女性・保健推進員(54 歳)】幼馴染で乳がんになった人がいる。ごく初期でしたからすぐに治療しましたけど，すごく落ち込んでいましたし，とても他人事ではないと思っています。でも地域の子育て中の人と話すと「病気で治療中だから検診は必要ない」「女性のがん検診は数年前に行ったからしばらく必要ない」って思っている人もいてびっくりします。
保健師がとらえた地域の実態	若い世代のがん検診受診率が低い。 検診者のうちのリピーターは多いが，新規検診者が少ない傾向にある。

健康教育計画書　作成例① 　テーマ 3 　子どもの健康管理と母親同士の交流を目的とした健康教育

事例から捉えた健康課題の見立て	育児相談では，子どもの健康管理について不安を訴える相談が多い。育児相談だけでなく電話の相談件数も増えている。転出入の多い地域で，周りに相談できる身近な友人や家族がいない世帯が多い。
地域診断 ・地域の概況 ・事業実績 ・保健統計	■設定自治体名(○○市) ・○○市人口：○万○人 ・○○市保健センターでは月に 3 回母子相談を行っている。 ・転出入の多い地域で周りに相談できる身近な友人や家族がいない世帯が多い。 ・熱中症予防や予備知識についての不安を持つ母親が多い。 ・育児相談の参加者数だけでなく，電話相談件数も増えている。 ・子育てに負担や不安を感じる回答割合は，就学前児童の保護者で 46.4%。
明確化した健康課題	転出入の多い地域で，周りに相談できる身近な友人や家族がいない世帯が多いため，子どもの健康管理や育児に不安を持つ母親同士の交流の場や社会資源が活用しやすいように調整・支援する必要がある。
目　的	母親が育児不安を軽減し楽しく子育てしていくために，気軽に相談できるママ友のコミュニティづくりを行う。
目　標	1 ）対象者の目標 ①母親同士が育児の不安を共有できる。 ②母親が育児の楽しさを実感できる。 ③母親が子どもの健康についての知識を得る。 2 ）地域の目標 ①母推さんが地域の母親と顔見知りになれる。 ②母推さんが健康教育に参加している母親の日ごろの育児の様子を把握することができる。 ③母推さんが母親の現状を理解し，現段階での問題を見つけることができる。

健康教育の概要

テーマ・タイトル	作ろうママ友！学ぼう熱中症！～一人で悩まないで！～
対象者	子どもの健康管理について心配のある母親 身近に相談ができる人がいない母親　(20)組 ＊子どもも参加可能
法的根拠	母子保健法
内容及び方法の概要	(受付時にネームプレート(名前・子どもの年齢など)を作成 ①母親同士で行う自己紹介・レクリエーション ②熱中症について(症状・予防方法・対応・周囲病院の情報提供)の指導 ③母推さんの活動紹介
場面設定	○○市保健センター
周知方法	電話相談にて情報提供・広告・ポスター(○○市内の小児科・スーパー)・ホームページ・SNS・市報

プログラムの流れ

展開	指導項目	学習内容(ポイント)	備考(留意点等)
導入 (3)分	①自己紹介 (参加者 4 人と母推さん 1 人とが 一つのグループになり実施する)	＊母親の名前・子どもの名前・年齢・育児に ついての悩みを共有する。	・自己紹介などで話がすす んでいないようであれば 母推さんが話を促す。
展開 (10)分	②熱中症の指導	熱中症の症状 熱中症の対策 　→水分補給 　→食事 周囲病院の情報提供	・保健師は全体を見通し, タイムキーパーや進行役 を務める。
	③グループでの話し合い	・母親同士の体験談の共有	
	④質問・感想の発表	＊指導実施後, 初めに作ったグループで話し 合いを行い, 最終的にグループで一つ以上 の質問や感想の発表を促す。	
結び (2)分	・保健師によるまとめ ・母推さんの活動の紹介	家庭訪問・育児学級・健診の介助	

会場設定	必要物品	参考文献
○○市保健センター	・パソコン ・プロジェクター ・座布団 ・ネームプレート ・ネームペン(ネームプレート作成用) ・熱中症指導で使うスライド資料(レジュメ)	○○市ホームページ

評価

評価方法	1)対象者 ・健康教育を通しての母親の表情・言動。 ・健康教育での母親同士の交流の様子(悩みや不安を表出し, 共有できているか)。 ・自分の体験談についての発言がみられるか。 ・保健師や母推さんに対しての質問の有無。 2)地域 ・母推さんが母親同士のパイプ役として, 関わることができているか。 ・母推さんから母親へのアドバイスやねぎらいの言葉かけがみられるか。 ・母推さんが母親の日ごろの育児の様子や体験談を聞き出せているか。 ・母推さんが母親の育児の悩みや不安の現状理解と問題の抽出ができるか。
実施後の 考察, 評価, 今後の方向性	1)対象者 ①グループワークにて母推さんを中心に母親同士の交流が見られた。特に, 母親が経験談を話 　し合うことで不安を共有できたり, 悩みに対する解決策を見出すことができた。 ②母推に質問をするなど, 母子相談に対する母親の積極的な姿が見られた。 ③熱中症についての知識を得て, 不安を共有・解消することで育児に楽しさがうまれたとの発 　言があった。 2)地域 ①母推さんがグループワークを通して熱中症に関する母親の経験や不安を知ることが出来, ど 　んなアドバイスが必要であるかを考え交流を深めることができた。 ②母親同士の交流の間に立って親睦を深める懸け橋となれていた。 ③今回の健康教育では, 熱中症以外の子どもの健康に関する問題を抽出することができなかっ 　た。今後は, 熱中症のみならずノロウイルスやインフルエンザなど, 季節に合わせた疾病の 　健康教育を行う中で継続的に母親同士が交流を持てる場を開催する。また, 交流する中で母 　親たちが持つ子育てに対する問題を抽出し的確なアドバイスを考えて対応していく。

健康教育計画書　作成例②　テーマ 10　子宮がん検診受診の普及啓発を目的とした健康教育

事例から捉えた健康課題の見立て	・子育て中の母親が，がん検診にあまり行っていない。 ・がん検診の必要性についての理解が足りない。 ・がん検診の内容への知識不足により，不安を感じている。
地域診断 ・地域の概況 ・事業実績 ・保健統計	■設定自治体名（○○市） 〈地域の概況〉 ・若い世代のがん検診受診率が低い。検診者のうちのリピーターは多いが，新規検診者が少ない傾向にある。子育てサークルがあり，主要なグループが 5 つほどある。 〈事業実績〉 ・集団検診は実施されている。 ・がん検診会場の施設：キッズスペースはあるが託児はないため，母親が健診を受ける際には子どもを自分で見なければならない。 ・個人検診では子宮がん，乳がん検診ができる医療機関が 74 医療機関中 6〜7 病院と少ない。 ・ファミリーサポートセンター（地域住民が子どもを預かる事業）を利用している人が 0.7％しかいない。 〈保健統計〉 ・がん検診受診率（国と○○県と○○市の比較）：基本健康診査及びがん検診の受診率は，国・○○県と比べてほぼ横ばいの状態であり，約 4 割で受診率が低い状況。乳がん健診・子宮がん検診の受診率は約 2 割とさらに低い。
明確化した健康課題	市民（女性）が健診できる機会は整備できていると考えるが，がん検診の必要性を理解し，加えて子どもを連れて受診できる地域づくりへの支援が必要である。
目　的	若い女性ががん検診の必要性を理解し，子どもを預け，積極的にがん検診を受診できる地域ぐるみの支援体制づくりをする。
目　標	1）対象者の目標 ①住民自身が子宮がん・乳がん検診の内容や早期発見の効果，全国的な罹患状況を理解する。がん検診を受けようという気持ちになる。 2）地域の目標 ①地域の中で子宮がん・乳がんの検診の受診率が上がる。 ②母親と母子保健推進員・子育てサークルの人と交流を深める。 ③母子保健推進員と協力して母親が安心して子どもを預けて集団検診が受けられる制度を整える。

健康教育の概要

テーマ・タイトル	みんなで子宮がん・乳がん検診を受けよう！
対象者	0 歳から 12 歳までの子育て中の母親　（20）組
法的根拠	健康増進法 3 条，17 条　地域保健法第 6 条，16 条
内容及び方法の概要	住民に子宮がん・乳がん検診の内容・早期発見の効果・全国的な罹患状況を説明する。母子保健推進員に協力してもらう。
場面設定	公民館
周知方法	母子保健推進委員会が発行している冊子・市政だよりに掲載する。 母子保健推進員が子育てサークルに参加し，呼びかける。 子どもの健診の際に，母親に向けて配布する。 小学校の校長に協力してもらい，小学生の保護者に向けて案内を配る。

プログラムの流れ

展開	指導項目	学習内容（ポイント）	備考（留意点等）
導入 (2)分 展開 (8)分	①初めの言葉，挨拶 ②子宮がん，乳がんの病態 ③子宮がん，乳がんの罹患状況 ④早期発見の効果 ⑤健診の内容，母子保健推進員の体験談 ⑥子育てサークル・ファミサポの紹介	①本日の目的，内容について 　担当者の自己紹介 ②〜⑤ ・配布資料，パワーポイントを用いて説明を行う。 ・簡単なクイズを作成し，理解度を確認する。 ・母推さんに健診参加者の声を伝えてもらう。 ⑥活用方法の紹介，検診会場に子どもを見てくれる子育てサークルのメンバーがいることを紹介する。 ⑦確認クイズの前に母親5人＋子育てサークルの方または母推さん1人ずつがグループに分かれて，学習内容の確認を行う。グループごとにクイズを解答する。	・指導方法：パワーポイントを用いて説明。 ・スタッフの役割分担：保健師3人（説明，補助，子どもの相手），母子保健推進員，子育てサークルの方 ・留意点：対象者参加型の会にする。子どもを預け，母親が集中して健康教育を受ける環境を整える。
結び (5)分	⑦まとめ（確認クイズ），質疑応答，挨拶	質問があれば随時受けつける。 締めの言葉	

会場設定	必要物品	参考文献
公民館：子どもを隣に座らせられるように和室にし，座布団を渡す。	・パソコン・プロジェクター ・配布資料 ・おもちゃ（絵本，パズル等）	国立がん研究センターのHP

評価

評価方法	1）対象者 ・説明中，参加者へのクイズに対する発言，言動，表情，クイズの正解率（15／20人）を観察する。 ・質疑応答，感想を述べる時間を通して健康教育後の意識の変化を確認する。 2）地域 ・母子保健推進員，子育てサークルの人と参加者のかかわりがみられる。
実施後の考察，評価，今後の方向性	1）対象者 ①答えに迷って母親同士が話し合っており，交流がみられた。保健師に対して質問があった。内容の理解ができており，自信をもって解答できていた。クイズの正解率は100%であった。問題が前半の説明の繰り返しになっていたため，＋αの知識を盛り込むべきであった。 　導入で○○市はがん検診の受診率が低いことを説明する必要があった。また，乳がん・子宮がんの罹患時期が対象の母親の世代であり，子どもがいる母親はがん検診に行けていない現状とも一致したため，乳がんと子宮がんに絞ったことを説明すべきであった。 　がん罹患に関しては，40代も若い女性と定義しておいたことを周知しきれていなかった。対象者が0〜12歳の子どもをもつ母親ではあったが，30代後半で出産する母親も多い現代に配慮するとより良かった。 　がん検診の案内は各家庭に配られており，集団検診・個別検診の詳細日程や費用等については知っている前提で話してしまったため，具体的に家庭に配られているものを提示すると分かりやすかった。 ②時間が足りず，母親から感想を聞く時間がなかった。 2）地域 ①母子保健推進員の具体的な体験談があり，後で質問しに行きやすい環境づくりができた。今後母親と母子保健推進員・子育てサークルの人とのかかわりが期待できる。 　子育てサークルやファミサポについてもう少し情報を入れることで，母親がより活用しやすくなると思った。 　今回は事例を基に子どもを持つ母親を対象に健康教育を行ったが，今後は子どもを持っていない女性に対してアプローチできるような健康教育についても検討していく必要がある。

健康教育計画書　作成例③　テーマ 5　高血圧・高血糖に関する健康教育

事例から捉えた健康課題の見立て	高血圧に対する予防意識があるにも関わらず，行動が伴っていない。 高血糖についての知識不足。
地域診断 ・地域の概況 ・事業実績 ・保健統計	■設定自治体名(○○市) ・第一次，第三次産業が盛んである。 ・少子高齢化，過疎化が進んでいる(高齢化率 51.8%)。 ●血圧について ・収縮期血圧 140 mmHg 以上または拡張期血圧 90 mmHg 以上のものの割合が，男女とも○○県内において有意に高い。 ・県内の塩分摂取量を超えている。7 年前より「ちょび塩」(減塩)の活動実施。一日の食塩摂取量の平均値は 12.7 g(平成○年度)。ちょび塩活動開始 5 年で 0.2 g の減少。 ・「ちょび塩」という言葉は住民 7 割が知っている。しかし，若年層においてちょび塩に対する関心は低い(10 代：35%　20 代：43%)。 ●血糖値について ・HbA₁c の数値が高い住民は多いが，住民の高血糖予防に対する意識は低い。 ・町全体での高血糖予防の取り組みが行われておらず，住民の知識不足の可能性がある。 ・国民健康保険特定疾病療養受療者の新規人工透析患者の原因疾患の 54%が糖尿病によるものである。
明確化した健康課題	高血圧，高血糖の予防のために，食生活を見直す機会が必要であると考えられる。
目　的	高血圧，高血糖，糖尿病や透析についての正しい知識と予防方法を普及啓発することで，住民が予防行動をとることができる。
目　標	1 ）対象者の目標 ①参加者が高血圧・高血糖の原因・対策を理解できる。 ②クイズを通して，参加者同士が減塩・減糖について関心をもつことができる。 ③参加者が高血圧・高血糖に関する知識をもち，日常生活に生かすことができる。 2 ）地域の目標 ①住民が婦人会などの民間団体の中で，健康に対する取り組みを話し合い，健康維持のモチベーションを高めることができる。 ②公民館主事の方が，住民の健康維持の実践状況を把握し，食生活改善推進員や保健師に報告できる。 ③住民が「ちょび塩」「高血糖対策」に対する認知度を高めることができる。

健康教育の概要

テーマ・タイトル	ちょびっと食生活を考える会
対象者	婦人会会員　20 名
法的根拠	健康増進法第 17 条
内容及び方法の概要	保健師が高血圧・高血糖の原因や，それらがもたらす疾患について説明する。 塩分早見表及び塩分・糖分の量を考慮したメニューを配布する。 (栄養士，食生活改善推進員にも協力してもらう)
場面設定	公民館
周知方法	ちらし(文化センター，スーパー，総合センター，小中高学校)，ポスター，ホームページ

プログラムの流れ

展開	指導項目	学習内容(ポイント)	備考(留意点等)
導入 (1)分	自己紹介	・栄養士・保健師の自己紹介 ・味の好み，食事を作る際の好みなどについて聞く。	参加者で 4~5 人のグループになってもらう。
展開 (11) 分	高血圧・高血糖のリスクについて説明 食事についてクイズ	・クイズ等は保健師が行う。 ・お土産として塩分早見表，レシピを配る。	
結び (3)分	感想		

会場設定	必要物品	参考文献
公民館	スクリーン，机，座布団，	ちょび塩レシピ

評価

評価方法	1）対象者 ・高血圧・高血糖のリスクについての説明に対する参加者の発言，表情，質問の内容 ・クイズ・試食中の参加者の発言，表情，質問，感想の内容 2）地域 ・食生活改善推進員の発言 ・公民館主事の発言 ・配布したちらしの減り具合 ・HP の閲覧数 ・健康診断での血圧・HbA$_1$c の数値の推移
実施後の 考察， 評価， 今後の方向性	1）対象者 ①講話中にうなずきがあった。しかし，参加者から発言や質問がなかったので部分達成。 ②参加者同士で話し合い，クイズに積極的に参加していて，減塩・高血糖について少し関心を持つことが出来たと思う。 ③塩分早見表と塩分・糖質に配慮されたメニューを配布した。今後の婦人会の活動内容などを見ていく。 2）地域 ①婦人会内や婦人会間の交流や活動内容・頻度を見ていく。 ②公民館主事と住民の交流についてみていき，活動についての報告について継続的に聞いていき，今後確認していく。 ③住民の理解度・認知度について定期的にアンケートを行い，今後確認していく。

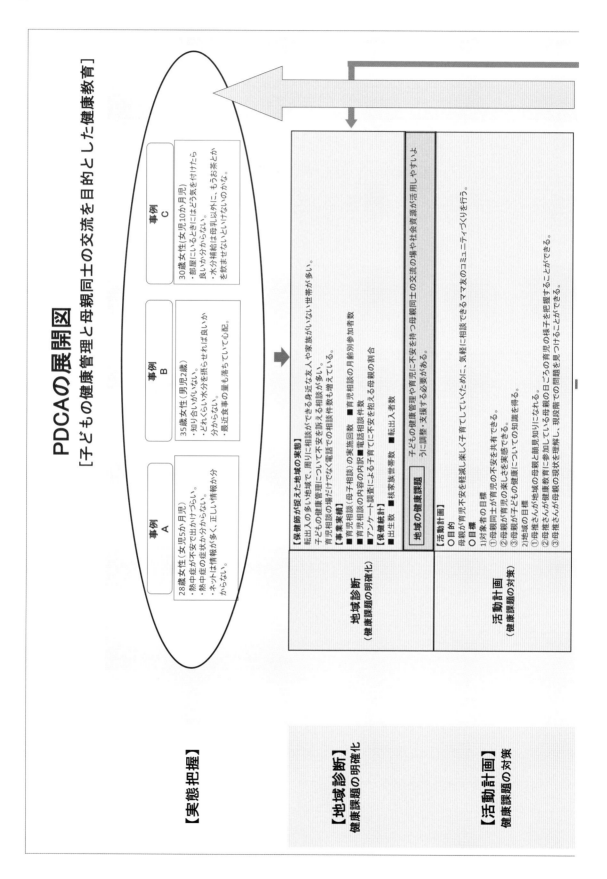

PDCAの展開図
[子どもの健康管理と母親同士の交流を目的とした健康教育]

【実態把握】

事例 A
28歳女性（女児5か月児）
・熱中症が不安で外出しづらい。
・熱中症の症状が分からない。
・ネットは情報が多く、正しい情報か分からない。

事例 B
35歳女性（男児2歳）
・知り合いがいない。
・どれくらい水分を摂らせれば良いか分からない。
・最近食事の量も落ちていている配。

事例 C
30歳女性（女児10か月児）
・部屋にいるときにはどうう気を付けたら良いか分からない。
・水分補給は母乳以外に、もうお茶とかを飲ませないといけないのかな。

地域診断
（健康課題の明確化）

【保健師が捉えた地域の実態】
転出入の多い地域で、周りに相談ができる身近な友人や家族がいない世帯が多い。
子どもの健康管理について不安を訴える相談が多い。
育児相談の場だけでなく電話での相談件数も増えている。

【事業実績】
■育児相談（母子相談）の実施回数　■育児相談の月齢別参加者数
■育児相談の内容の内訳　■電話相談件数
■アンケート調査による子育てに不安を抱える母親の割合

【保健統計】
■出生数　■核家族世帯数　■転出入者数

地域の健康課題：子どもの健康管理や育児に不安を持つ母親同士の交流の場や社会資源が活用しやすいように調整・支援する必要がある。

活動計画
（健康課題の対策）

【活動計画】
○目的
母親が育児不安を軽減し楽しく子育てしていくために、気軽に相談できるママ友のコミュニティづくりを行う。
○目標
1)対象者の目標
①母親同士が育児の不安を共有できる。
②母親が育児の楽しさを実感できる。
③母親が子どもの健康についての知識を得る。
2)地域の目標
①母推さんが地域の母親と顔見知りになれる。
②母推さんが健康教育に参加している母親の日ごろの育児の様子を把握することができる。
③母推さんが母親の現状を理解し、現段階での問題を見つけることができる。

【地域診断】
健康課題の明確化

【活動計画】
健康課題の対策

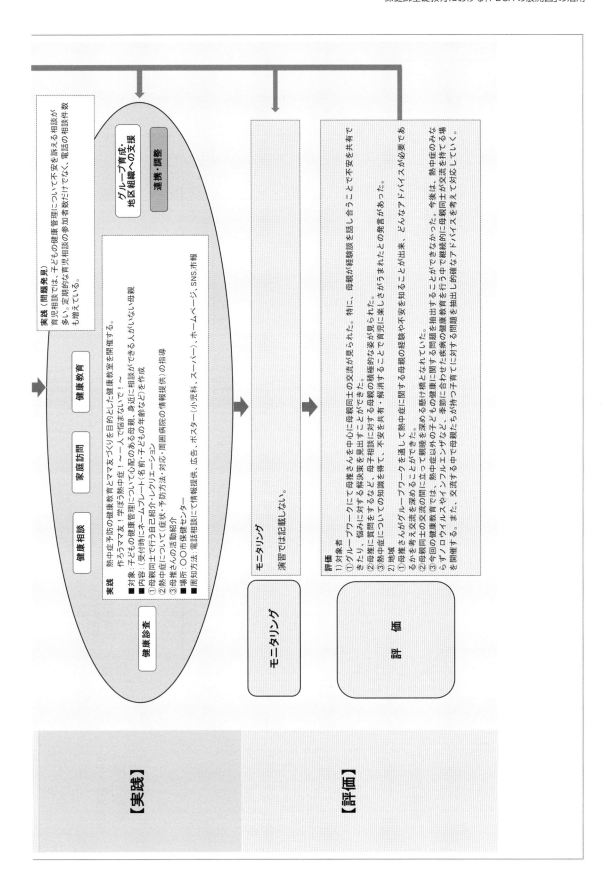

【実践】

健康診査　健康相談　家庭訪問　健康教育

グループ育成・地区組織への支援　連携・調整

実践（問題発見）
育児相談では、子どもの健康管理について不安を訴える相談が多い。定期的な育児相談の参加者数だけでなく、電話の相談件数も増えている。

実践
熱中症予防の健康教育とママ友づくりを目的とした健康教室を開催する。
作ろうママ友！学ぼう熱中症！〜一人で悩まないで！〜
■対象：子どもの健康管理について心配な母親、身近に相談ができる人がいない母親
■内容：（受付時に）ネームプレート（名前・子どもの年齢など）を作成
①母親同士で行う自己紹介・レクリエーション
②熱中症について（症状・予防方法・対応・周囲病院の情報提供）の指導
③母推さんの活動紹介
■場所：〇〇市保健センター
■周知方法：電話相談にて情報提供、広告、ポスター（小児科、スーパー）、ホームページ、SNS.市報

モニタリング
演習では記載しない。

評価
■評価
1) 対象者
①グループワークにて母推さんを中心に母親同士の交流を図ることができた。特に、母親が経験談を話し合うことで不安を共有できたり、悩みに対する解決策を見られた。
②母推に質問をするなど、母子相談に対する母親の積極的な姿が見られた。
③熱中症について健康教育することで育児に対して、不安を共有・解消して、楽しさながら育児に楽しさとての発言があった。
2) 地域
①母推さんがグループワークを通して熱中症に関する母親の経験や不安を知ることができることができなかった。今後は、熱中症のみならず母親同士の交流の間について親睦を深める懸け橋となっていた。
②母親同士の交流以外でも子どもの健康に関する問題を抽出することができた。
③今後の健康教育に立って熱中症以外のインフルエンザなど、季節に合わせた疾病の健康教育を行う中で継続的に母親同士が交流を持てる場を開催する。また、交流する中で母親たちが持つ子育てに対する問題を抽出し確かなアドバイスを考えて対応していく。

【評価】

207

PDCaの展開図

[高血圧・高血糖に関する健康教育]

【実態把握】

事例 A	事例 B	事例 C
65歳女性：E地区の婦人会長	48歳女性：育児サークルボランティア	30歳女性：町役場事務職員
・果物は体に良いから、たくさん食べる。 ・太ってないし糖尿病にはならないと思っている。 ・味が濃くないば気にならない。	・飴やチョコレートなど間食をやめられない。 ・お菓子を食べ過ぎたら飯を減らして調整している。 ・体重が増えなければ問題ないと思う。	・時間がなくて野菜ジュースで済ませているよ。 ・残業でお菓子を食べて夕食を抜くことがある。 ・同居している義母の味付けがとても濃くて、先日の健診で血圧が去年より高くなっていた。

【地域診断】
健康課題の明確化

地域診断
（健康課題の明確化）

【保健師が捉えた地域の実態】
高血圧に対する予防意識があるにも関わらず、行動が伴っていない。
高血糖についての知識が不足している。
【事業補】
■塩分摂取量　■健康教育の実施回数・実施内容
■減塩活動「ちょび塩」に関する事業の実施回数　■参加者数　■減塩活動　■新規人工透析患者　■高血圧症の原因疾患
【保健統計】
■高血圧罹患率　■糖尿病罹患率　■新規人工透析患者数　■透析患者の原因疾患

地域の健康課題
高血圧、高血糖の予防のために、食生活を見直す機会が必要であると考えられる。

【活動計画】
健康課題の対策

活動計画
（健康課題の対策）

【活動計画】
○目的
高血圧、高血糖、糖尿病の原因について正しい知識と予防方法を普及啓発することで、住民が予防行動をとることができる。
○目標
1)対象者の目標
①参加者が高血圧・高血糖の原因・対策を理解できる。
②クイズを通して参加者は高血圧・減塩・減塩について関心をもつことができる。
③参加者が高血圧・高血糖に関する知識をもち、日常生活に生かすことができる。
2)地域の目標
①住民が婦人会などの民間団体の中で、健康に対する取り組みを話し合い、健康維持のモチベーションを高めることができる。
②公民館主事の方が、住民の健康維持の実践や生活状況を把握し、食生活改善推進員や保健師に報告できる。
③住民が「ちょび塩」に対する認知度を高めることができる。

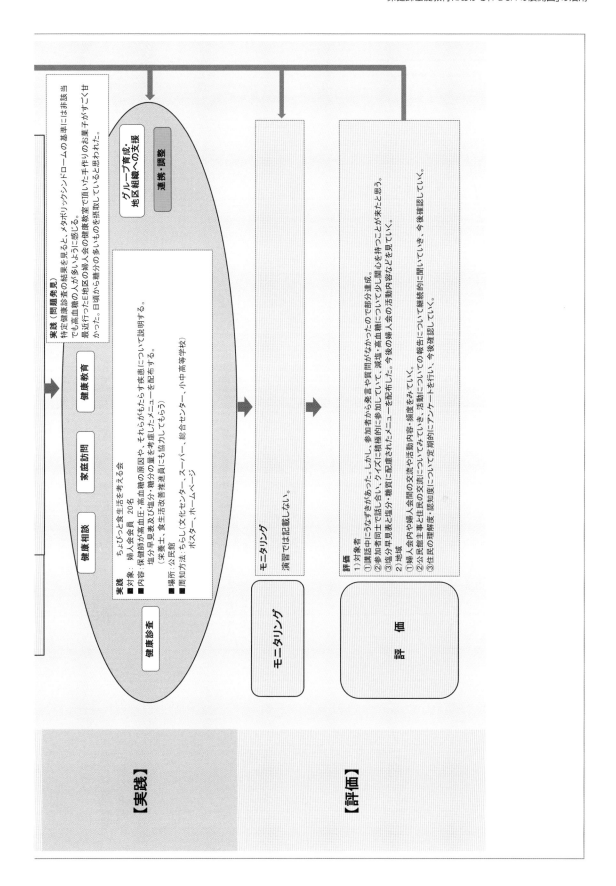

【実践】

【評価】

実践（問題発見）
特定健康診査の結果を見ると、メタボリックシンドロームの基準には非該当でも高血糖の人が多いように感じる。
最近行った E 地区の婦人会の健康教室で頂いた手作りのお菓子がすごく甘かった。日頃から糖分の多いものを摂取しているように思われた。

グループ育成・地区組織への支援
連携・調整

健康診査　健康相談　家庭訪問　健康教育

ちょびっと食生活を考える会
実践
■対象：婦人会会員　20名
■内容：保健師が高血圧・高血糖の原因や、それらがもたらす疾患について説明する。塩分早見表及び塩分・糖分の量を考慮したメニューを配布する。（栄養士、食生活改善推進員にも協力してもらう）
■場所：公民館
■周知方法：ちらし（文化センター、スーパー、総合センター、小中高等学校）ポスター、ホームページ

モニタリング
演習では記載しない。

評価
1）対象者
①講話中にうなずきがあった。しかし、参加者から発言や質問がなかったので部分達成。
②参加者同士で話し合い、クイズに積極的に参加していて、減塩・高血糖について少し関心を持つことが来たと思う。
③塩分早見表と塩分・糖質に配慮されたメニューを配布した。今後の活動内容などを見ていく。
2）地域
①婦人会内や婦人会間の交流や活動内容・頻度をみていく。
②公民館主事と住民の交流についてみていき、活動についての報告について継続的に聞いていて、今後確認していく。
③住民の理解度・認知度についてアンケートを行い、今後定期的に活動内容を見ていく。

モニタリング

評価

PDCAの展開図

［女性のがん検診に関する健康教育］

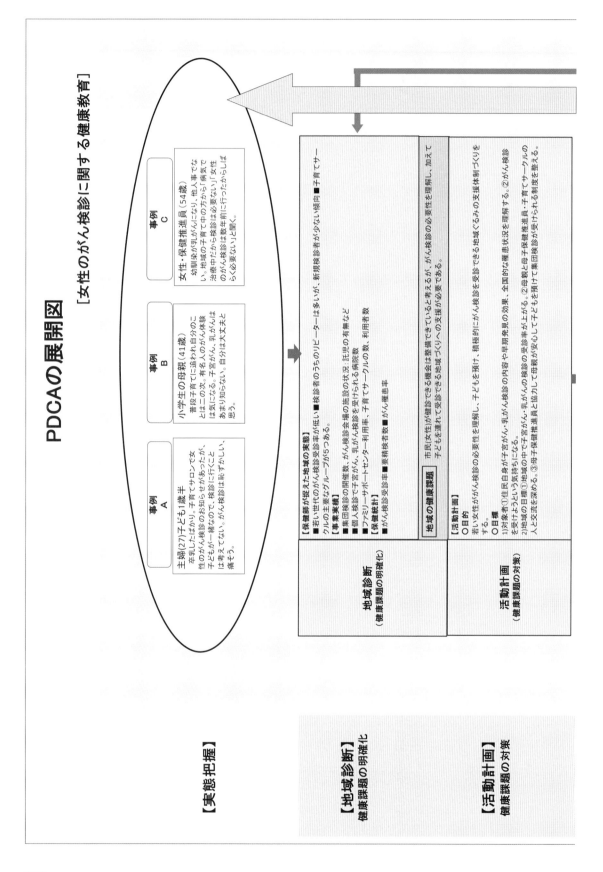

【実態把握】

事例 A	事例 B	事例 C
主婦(27) 子ども1歳半 卒乳したばかり。子育てサロンで女性のがん検診のお知らせがあったが、子どもが一緒なので、検診に行くことは考えてない。一緒に行けるとしたら、がん検診は助けてほしい、嬉そう。	小学生の母親 (41歳) 普段子育てに追われ自分のことはニの次。有名人のがん体験は気になる。子宮がん、乳がんはあまり知らない。自分は大丈夫だと思う。	女性・保健推進員 (54歳) 幼馴染が乳がんになり、他人事でない。地域の子育て中の方から「病気で治療中だからがん検診は必要ない」「女性のがん検診は数年前に行ったからしばらく必要ないと聞く。

地域診断
（健康課題の明確化）

【保健師が捉えた地域の実態】
■若い世代のがん検診受診率が低い ■検診者のうちのリピーターは多いが、新規検診者が少ない傾向 ■子育てサークルの主要なグループが5つある。
【事業実績】
■集団検診の開催数、がん検診会場の施設の状況、託児の有無など
■個人検診で子宮がん、乳がん検診を受けられる病院数
■ファミリーサポートセンター利用率、子育てサークルの数、利用者数
【保健統計】
■がん検診受診率 ■要精検査者数 ■がん罹患率

地域の健康課題	市民 (女性) ががん検診できる機会は整備できていると考えているが、がん検診の必要性を理解し、加えて子どもを連れて受診できる地域づくりへの支援が必要である。

活動計画
（健康課題の対策）

【活動計画】
○目的
若い女性ががん検診の必要性を理解し、子どもを預け、積極的にがん検診を受診できる地域ぐるみの支援体制づくりをする。
1)対象者①住民自身が子宮がん・乳がん検診の内容や早期発見の効果、全国的な罹患状況を理解する。②がん検診を受けようという気持ちになる。
○目標
1)地域の中で子宮がん・乳がん検診の受診率が上がる。②母親と母子保健推進員・子育てサークルの人と交流を深める。③地域の中で子育て中の母親が安心して子どもを預けて集団検診が受けられる制度を整える。

【地域診断】
健康課題の明確化

【活動計画】
健康課題の対策

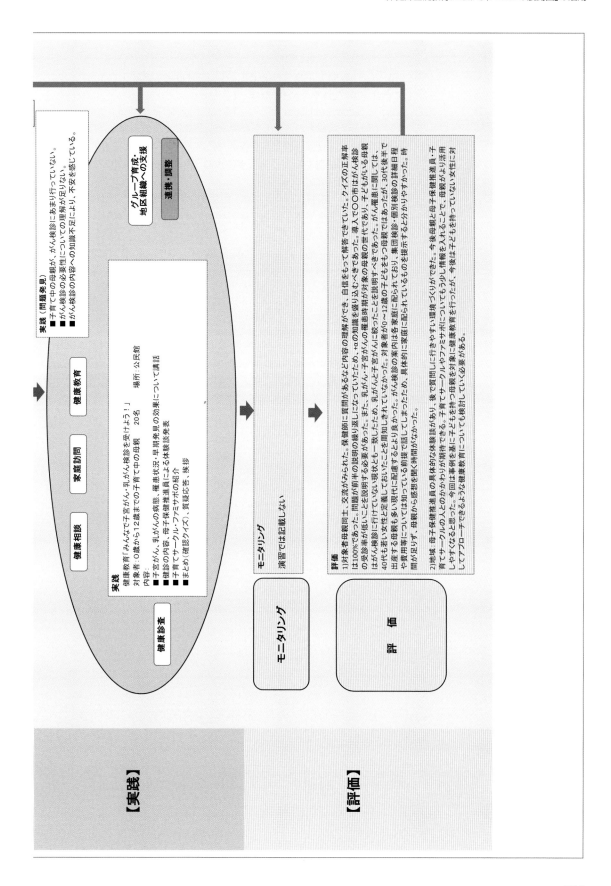

【実践】

実践（問題発見）
- 子育て中の母親が、がん検診にあまり行っていない。
- がん検診の必要性についての理解が足りない。
- がん検診の内容への知識不足により、不安を感じている。

グループ育成：地区組織への支援

連携・調整

健康診査 　健康相談 　家庭訪問 　健康教育

実践

健康教育「みんなで子宮がん・乳がん検診を受けよう！」　　場所：公民館
対象者：0歳から12歳までの子育て中の母親　　20名
内容：
- ■子宮がん、乳がんの病態、罹患状況、早期発見による体験談発表
- ■検診の内容、母子保健推進員の紹介
- ■子育てサークルの紹介
- ■まとめ（確認クイズ）、質疑応答、挨拶

モニタリング

演習では記載しない

【評価】

評　価

1）対象者母親同士、交流がみられた。保健師に質問があるなど内容の理解ができていった。クイズの正解率は100％であった。問題が前半の説明の繰り返しになっていたため、+αの知識を盛り込むべきであった。導入でＯＯ市はがん検診の受診率が低いことを説明する必要があった。また、乳がん・子宮がんに絞って対象の母親が対象の世代であり、子どももがん検診はがん検診に行けていない女性とも一致したことを周知していたので説明すべきであった。がん罹患に関しては、40代も若い女性と定義している現代にも配慮するとより良かった。対象者が0～12歳の子どもをもつ母親では出産する母親が多い現状についても配慮する前提で話してしまったため、がん検診の案内は各家庭に配られており、集団検診・個別検診の詳細日程や費用等については知っている母親も多いため、具体的に家庭に面接することのできるものを提示するとわかりやすかった。時間が足りず、母親から感想を聞く時間がなかった。

2）地域・母子保健推進員の具体的な体験談があり、後で質問しにでき生やすい環境づくりに行きたいと思える。子育てサークルやファミサポについてもらい情報を入れることで、今後母親と母子保健推進員・子育てサークルのとのかかわりが期待できる。子育てサークルやファミサポについてもらい情報がより活用しやすくなると思った。今回は事例を基に子どもをもつ母親を対象に健康教育を行ったが、今後は子どもを持っていない女性に対してアプローチできるような健康教育についても検討していく必要がある。

モニタリング

評　価

改訂版参考図書

1）厚生労働省健康局長「地域における保健師の保健活動について」
　　http：⁄⁄www.nacphn.jp⁄topics⁄pdf⁄2013_shishin.pdf, 2013

2）日本看護協会「保健師活動指針活用ガイド」
　　https：⁄⁄www.nurse.or.jp⁄nursing⁄hokenshi⁄guide⁄index.html, 2014

3）赤井由紀子：高校生の若年妊娠に対する意識と支援のあり方に関する研究―養護教諭及び助産師の関わりの検討―，クオリティケア，2014

4）中板育美：周産期からの子ども虐待予防・ケア 保健・医療・福祉の連携と支援体制，明石書店，2016

5）平岩幹男：親子保健 24 のエッセンス，医学書院，2011

6）星旦二，栗盛須雅子編：地域保健スタッフのための「住民グループ」のつくり方・育て方，医学書院，2010

7）Karen Glanz，Barbara K. Rimer，Frances Marcus Lewis 編，曽根智史，湯浅資之渡部基，鳩野洋子：健康行動と健康教育　理論，研究，実践，医学書院，2006

8）細川久美子：精神障害者とともに生きる　明日へつなぐ希望を求めて，あけび書房，2018

9）中村安秀：地域保健の原点を探る―戦後日本の事例から学ぶプライマリヘルスケア―：杏林書院，2018

10）青木さぎ里：離島の保健師―狭さとつながりをケアにする―，青土社，2017

11）永田雅子：新版 周産期のこころのケア　親と子の出会いとメンタルヘルス，遠見書房，2017

12）高尾茂子：保健師―地域の健康をつむぐそのはたらきと能力形成，ふくろう出版，2015

参考図書

1) 日本看護協会保健師職能委員会監修，佐々木峯子，井伊久美子，金川克子，他編集：新版保健師業務要覧第2版，日本看護協会出版会，2008

2) 平野かよ子，尾崎米厚編集：事例から学ぶ保健活動の評価，医学書院，2001

3) 中西睦子監修，井伊久美子，平野かよ子編著：実践地域看護学，建帛社，2010

4) 岩本里織，北村眞弓，標美奈子編集：公衆衛生看護活動論 技術演習，クオリティケア，2010

5) 水嶋春朔：地域診断のすすめ方-根拠に基づく生活習慣病対策と評価（第2版），医学書院，2006

6) 尾崎米厚，鳩野洋子，島田美喜編集：いまを読み解く保健活動のキーワード，医学書院，2002

7) 佐伯和子編著：地域看護アセスメントガイド　アセスメント・計画・評価のすすめかた，医歯薬出版，2007

8) 平野かよ子，山田和子，曽根智史，他編集：健康支援と社会保障：公衆衛生第2版，メディカ出版，2009

9) 星旦二，栗盛須雅子編集：地域保健スタッフのための「住民グループ」のつくり方・育て方，医学書院，2011

10) 畑栄一，土井由利子編集：行動科学-健康づくりのための理論と応用改訂第2版，南江堂，2009

11) 鈴木和子，渡辺裕子共著：家族看護学［第3版］-理論と実践-，日本看護協会出版会，2006

12) 藤内修二，櫃本真津，山崎京子，他：保健医療福祉行政論，医学書院，2008

13) 上田茂（編著者代表）：衛生行政大要 改訂第23版，日本公衆衛生協会，2012

14) 衛生法規研究会：平成24年版実務衛生行政六法，新日本法規，2011

15) エリザベスT. アンダーソン，ジュディス・マクファーレイン編集，金川克子，早川和生監訳：コミュニティアズパートナー-地域看護学の理論と実際，医学書院，2007

16) 厚生統計協会：厚生統計テキストブック-新統計法対応 第5版，厚生統計協会，2009

17) 今村陽子：臨床高次脳機能評価マニュアル2000改訂第2版，新興医学出版社，2000

18) 山本幹夫監訳・島内憲夫編訳：21世紀の健康戦略ヘルス・フォー・オールヘルスプロモーション，垣内出版株式会社，1990

19) 今村晴彦，園田紫乃，金子郁容：コミュニティのちから"遠慮がちな"ソーシャル・キャピタルの発見，慶應義塾大学出版会，2010

20) 金川克子監修，宮地元彦編集：エビデンスと実践事例から学ぶ運動指導，中央法規出版，2009

21) 山崎亮：コミュニティデザイン-人がつながるしくみをつくる，学芸出版社，2011

22) 金子郁容，玉村雅敏，宮垣元編著：コミュニティ科学-技術と社会のイノベーション，勁草書房，2009

23) 星旦二，麻原きよみ編集：これからの保健医療福祉行政論-地域づくりを推進する保健師活動，日本看護協会出版会，2008

24) 平野かよ子編集：健康支援と社会保障-健康と社会・生活，メディカ出版，2008

25) 特定非営利活動法人日本健康教育士養成機構編著：新しい健康教育-理論と事例から学ぶ健康増進への道，保健同人社，2011

26) 岡崎伸郎編集：精神保健・医療・福祉の根本問題＜2＞，批評社，2011

27) 後藤雅博：家族心理教育から地域精神保健福祉まで-システム・家族・コミュニティを診る，金剛出版，2012

28) 鈴木英鷹：精神保健学 第11版(増補・改訂)，清風堂書店，2012

29) 福祉臨床シリーズ編集委員会編／古屋龍太＝責任編集：精神保健福祉の理論と相談援助の展開Ⅰ，弘文堂，2012

30) 福祉臨床シリーズ編集委員会編／上野容子，宮崎まさ江＝責任編集：精神障害者の生活支援システム，弘文堂，2012

31) 福祉臨床シリーズ編集委員会編／古屋龍太＝責任編集：精神保健福祉に関する制度とサービス，弘文堂，2012

32) 坂田三允監修：精神疾患・高齢者の精神障害の理解と看護,中央法規出版,2012

33) 矢冨直美，宇良千秋：「地域型認知症予防プログラム」実践ガイド，中央法規出版，2008

34) 厚生労働省「認知症予防・支援マニュアル」分担研究班：認知症予防支援マニュアル(改訂版)，www.mhlw.go.jp topics 2009 05 dl tp0501-1h_0001.pdf，2009

35) 東京都高齢者研究・福祉振興財団監修，矢冨直美：認知症予防のアクティビティ，ひかりのくに，2006

36) 京都府保険医協会編：住民の暮らしを包括的に支えるケアシステムを考える，かもがわ出版，2012

37) 上原久：ケア会議の技術2-事例理解の深め方，中央法規出版，2012

38) 北浦正行：新装改訂版介護労働者の人事管理，介護労働安定センター，2012

39) 介護支援専門員試験研究会編：ここがかわった『六訂・介護支援専門員基本テキスト』，ユリシス・出版部，2012

40) 厚生統計協会：図説統計でわかる介護保険2009-介護保険統計データーブック，厚生統計協会，2009

41) 長谷憲明：よくわかる！ 新しい介護保険のしくみ 平成24年改正対応版，瀬谷出版，2012

42) 竹内孝仁：ケアマネジメントの職人 完全版，年友企画，2007

43) 厚生福祉総合研究所：最強の介護支援専門員になる！ ケアマネジャー・バイブル，エクスナレッジ，2010

索　引

感謝の意をこめて

　「保健師活動の PDCA の展開図」を作成したのは約 17 年前である。その後，2012 年 10 月 9 日の山口県市町保健師研究協議会（会長杉原博子氏）保健師研修会まで，この図を研修や講義資料として，保健師活動について話をしてきた。この「展開図を使うと看護過程の展開と同じだ」「この図に落としてようやくわかった」などの声を聞いた。「この図が好きなのです」という有難い言葉も頂いた。また，「この線はどういう意味ですか」など率直な疑問も頂戴した。その度に修正し，バージョンアップしてきた。

　本書の発刊を具体的に考えたのは，2010 年の夏である。当時，山口大学で一緒に実習指導をしていた，山崎先生，檀原先生，兼平さんが，「先生，あれ，早く本にした方がいいですよ」と言ってくれたことが直接的なきっかけである。形にしなければ…という気持ちは何年も持ち続けてきたが，行動に移せないでいた。2010 年の実習では，実習要綱にこの「PDCA の展開図」をとじ込んで実習指導を行った。実習成果は以前に比べ格段に高い到達レベルであることを教員全員が実感した。

　このような経緯で，この図を使って保健師活動を説明する本を書こうと決めたのである。出版社に相談するにも，原稿がなければ話にならない。まず，コンセプトを中心とした企画書を作成した。山崎秀夫先生が，ご自分の経験から企画書作成のコツを伝授され，力強く背中を押して下さった。檀原三七子先生と兼平朋美さんが活動事例原稿の枠組みを試行錯誤で作成して下さった。事例執筆者は，この PDCA の展開図を理解している山口大学の大学院修了者を中心として，現場の事例を持っている方にお願いした。

　いざ，執筆を進めると，この PDCA の展開図の解釈に曖昧な点も出現した。展開事例を落とし込んでいくと，「ここは何が主語になるのか」といった疑問も浮上した。その都度，理論と出版企画を整理していった。この本の性格上，私が執筆者の原稿に手を入れるプロセスも多かった。執筆者の意向を尊重しつつ，本論からブレない内容を確保するように配慮したつもりではあるが，失礼なお願いもあったと思う。執筆者のみなさんは，編者の意向を前向きに受け止めて対応して下さった。本当に感謝の気持ちで一杯である。

　さらに，出版企画としてこのような本が市場原理に馴染むのかという問題も出てきた。この点は，クオリティケアの鴻森和明氏に全面的に支援して頂いた。執筆の段階でくじけそうになると，必ず前向きになれる一言を送って下さった。最後まで東京—山口間を走って頂きここまで来ることができた。有難うございました。

　「保健師活動の PDCA の展開図」を描けたのは，私の新任保健師時代の指導者，滝島玲子氏の導きがあったからだと思っている。保健師の日常業務の中で「地域」という言葉をたくさん使って指導して下さった。「地域ケア」が充実していた東京都東村山保健所管内の活動を，言語化して私たち新人に解説して下さった。その後，平野かよ子氏と一緒に現場で仕事をする機会にも恵まれ，現場の出来事を分析的に考えることを教えて頂いた。その際に，滝島氏の言葉を反芻した。これがいわゆる「伝承」であったとつくづく思う。お二人の保健師観に私は育ててもらった。

多くのすばらしい人物との出会いが，この本の出版に繋がった。人と人の出会いが新しい物を創出する事実を実感できた。見えづらいが確かな手ごたえのある保健師活動を可視化して，その展開プロセスを明確にすることが保健師の活力を生むと確信している。これからも，保健師であることに自信と誇りをもって「地域の保健師活動」を展開させていきたい。

　蝉の声を聞き，青い夏空を見ながら最終原稿に思いを馳せる。そろそろ来年の夏に弾くピアノの曲を決めよう。今年はショパンのバラード 2 番をホールで弾いた。次は，後期のベートーベンソナタか，リストのメフィストワルツか…選曲のこの時期が一番楽しい。

2012 年 8 月 14 日　守田孝恵　記

PDCA の展開図でわかる
「個」から「地域」へ広げる保健師活動　改訂版
定価 3,000 円＋税

2019 年 1 月 15 日　改訂版第 1 刷発行Ⓒ
2013 年 3 月 1 日　第 1 版第 1 刷発行

改訂版編集　守田孝恵・磯村聰子
　　　　　　木嶋彩乃・越田美穂子
発行　　　　株式会社　クオリティケア
代表取締役　鴻森和明
〒 176-0005 東京都練馬区旭丘 1-33-10
TEL & FAX　03-3953-0413
e-mail：qca0404@nifty.com
URL：http://www.quality-care.jp/
ISBN978-4-904363-74-4
C3047　￥3000E